図解

最新医学でわかった

突然死にならない方法

血管の病気がいちばん怖い

東京医科大学名誉教授
高沢謙二

X-Knowledge

昨日まで元気だった人が、予期せぬ症状の出現によって24時間以内に亡くなる「突然死」。
我が国では年間に10万人が突然死で亡くなっています。
これは**死亡総数の約2割**に相当し、
決して珍しいことではなく、
誰にでも起こりうることと言えます。

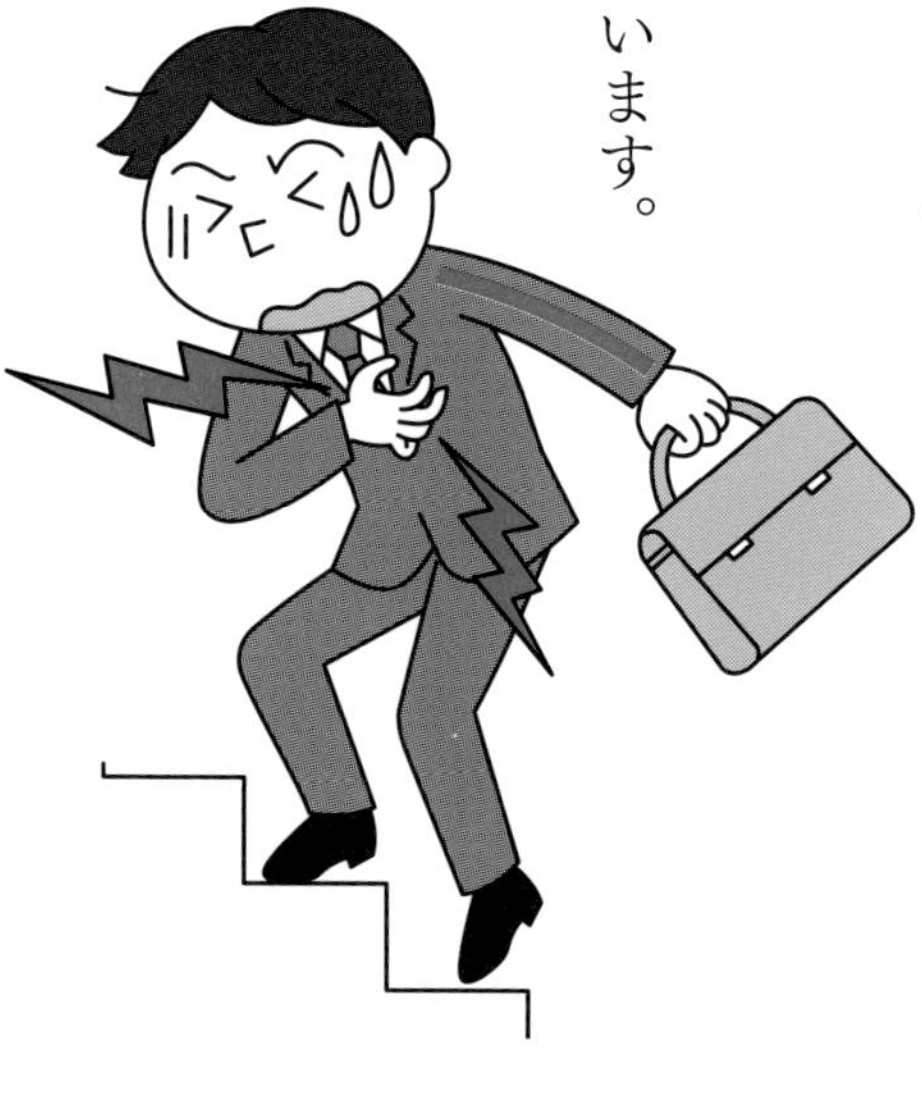

突然死の原因で一番多いのが心筋梗塞などの心疾患によるもの。
症状出現から1時間以内の突然死の7割近くを占めます。
2位は脳卒中、3位は大動脈瘤破裂と解離性大動脈瘤で、これらはすべて血管の病気。

突然死の9割が血管の事故によるものです。

昨今は新型コロナウィルス感染症が猛威をふるっていますが、
実は突然死につながる病気で

一番恐ろしいのは血管の病気です。

新型コロナウィルス感染症は人にうつす怖さがありますが、
血管の病気は人にうつすこともなく、
自分がしっかり知識を持っていれば防ぐことができます。

「人は血管とともに老いる」と言います。

しかし、**血管の老化には自覚症状がありません。**

血管の内側には知覚神経がないため、悪玉コレステロールがたまって血液の通り道が半分以上狭くなり、弾力を失った動脈硬化の状態でも何も感じません。

心筋梗塞や脳卒中などの「血管事故」を起こすと、周囲の人は一様に

「え、まさかあの人が！ 昨日まで元気だったのに」

と驚きますが、血管の病気は発生直前まで何の症状も出さず、異常を教えてくれないのです。

まさに**サイレントキラー（静かなる殺人者）**

症状がないので、疲れたから体もう、
頭が痛いから病院に行こうということができず、
日頃から体を大事にしている人にも起こってしまうのです。
最近は食生活の欧米化やストレスなどにより、**30〜40代**の若い人にも多く、
症状が出たときには手遅れということも……
しかし、**突然死は知識で防ぐことができます。**
声なき血管の声を聞いて、
血管の痛みを自分で感じ取り、
自分で予防することが大切です。

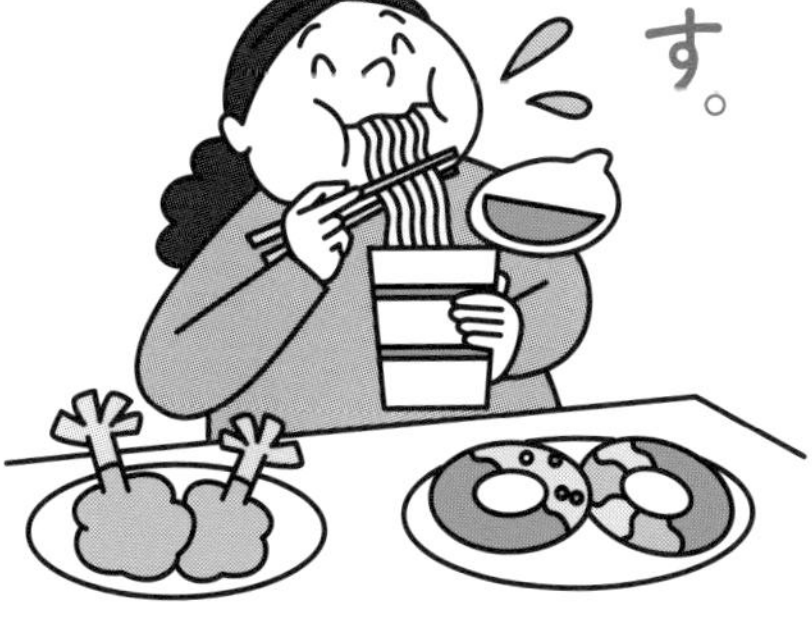

ではどうすれば突然死につながる血管の病気を
防ぐことができるのでしょうか。
血管事故の4大危険因子は

①高血圧　②脂質異常症
③糖尿病　④喫煙

です。まずは

年に1回健康診断を受けて、

体の状態をチェックしましょう。
中でも気を付けたいのが次の3つの値。

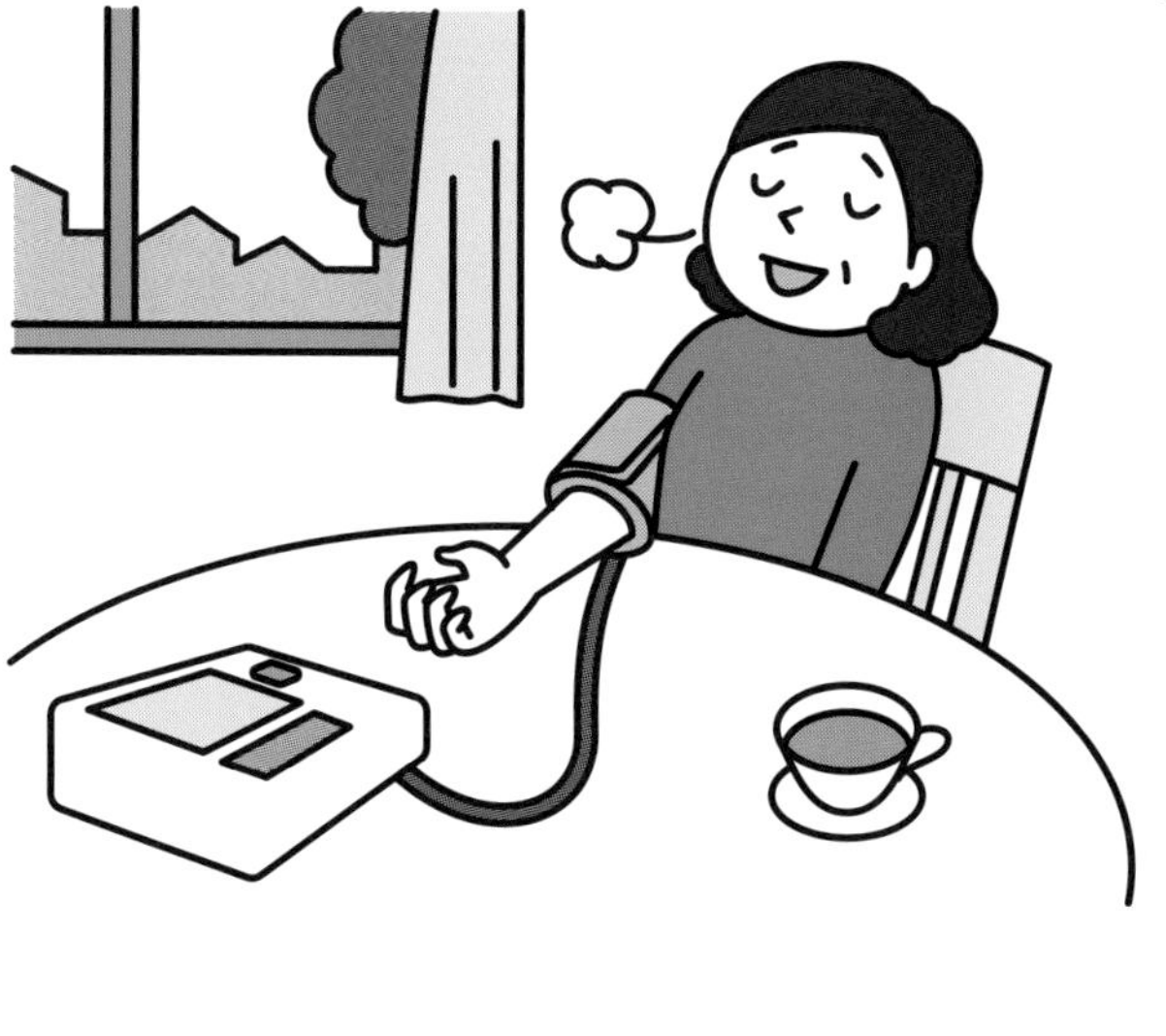

●高血圧

上の血圧（医療機関での測定）　140以上

●脂質異常症

LDL（悪玉）コレステロール　140以上

●糖尿病

ヘモグロビンA1c　6・5％以上

この3つの値が基準値を超えたら要注意！ 医療機関の受診も考えましょう。

また、食生活や運動など、普段の生活習慣を変えることも大切です。

では、これから一緒にその方法を詳しく見ていきましょう。

図解 最新医学でわかった
突然死にならない方法
血管の病気がいちばん怖い
CONTENTS

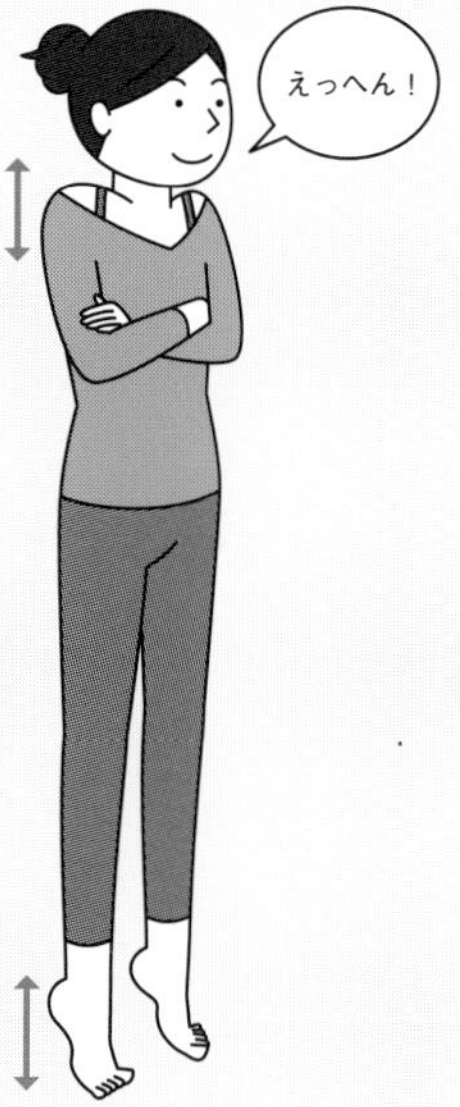

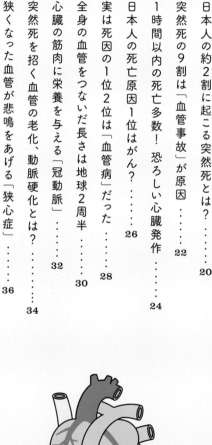

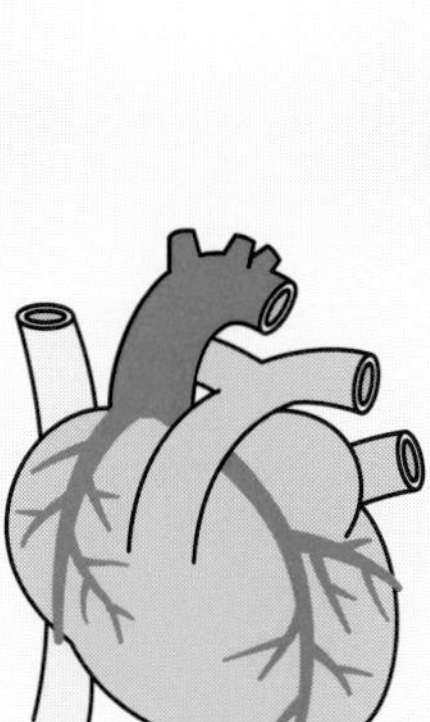

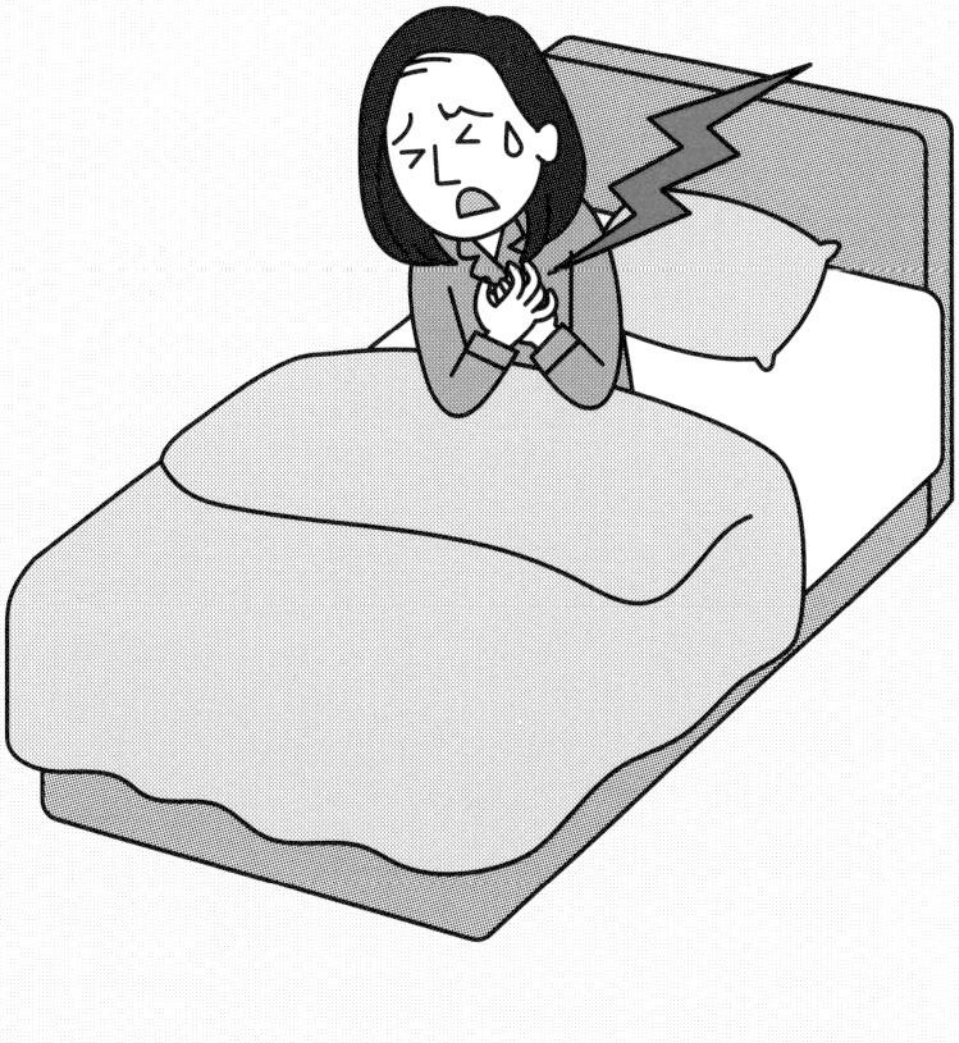

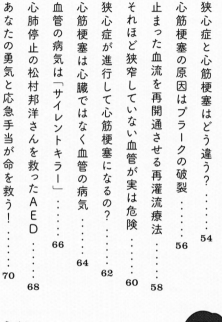

第2章

声なき血管の声を聞くには？

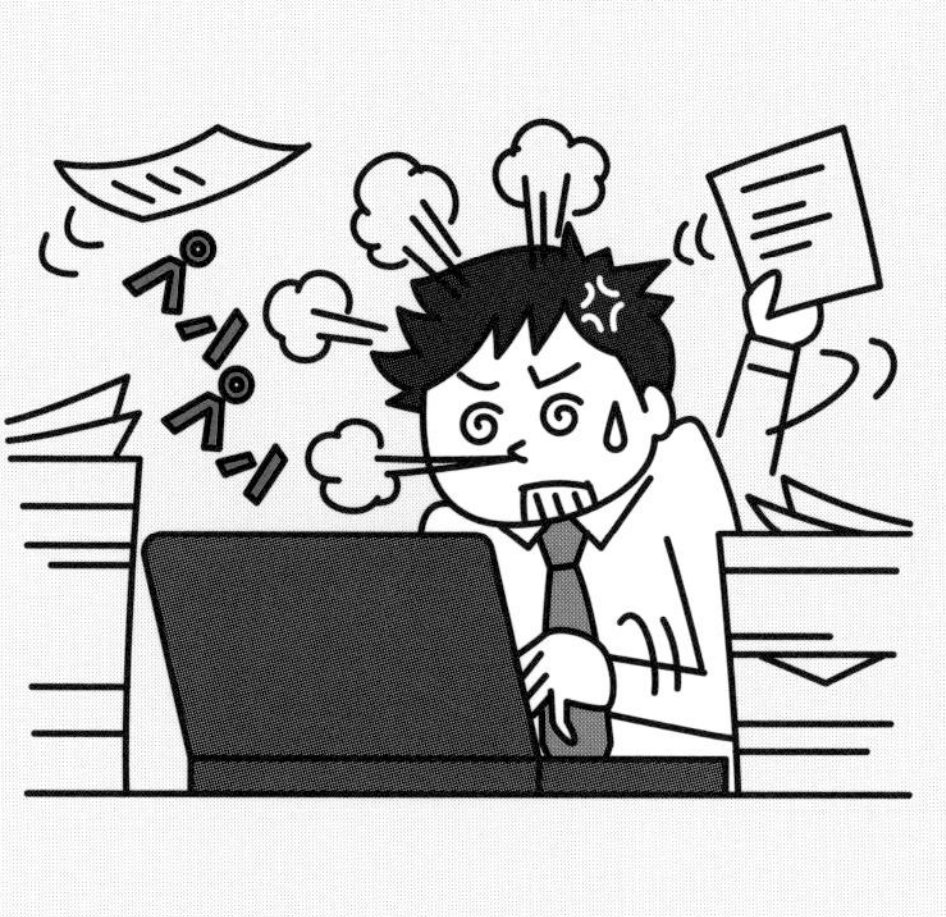

第3章

老けない、詰まらない血管の作り方

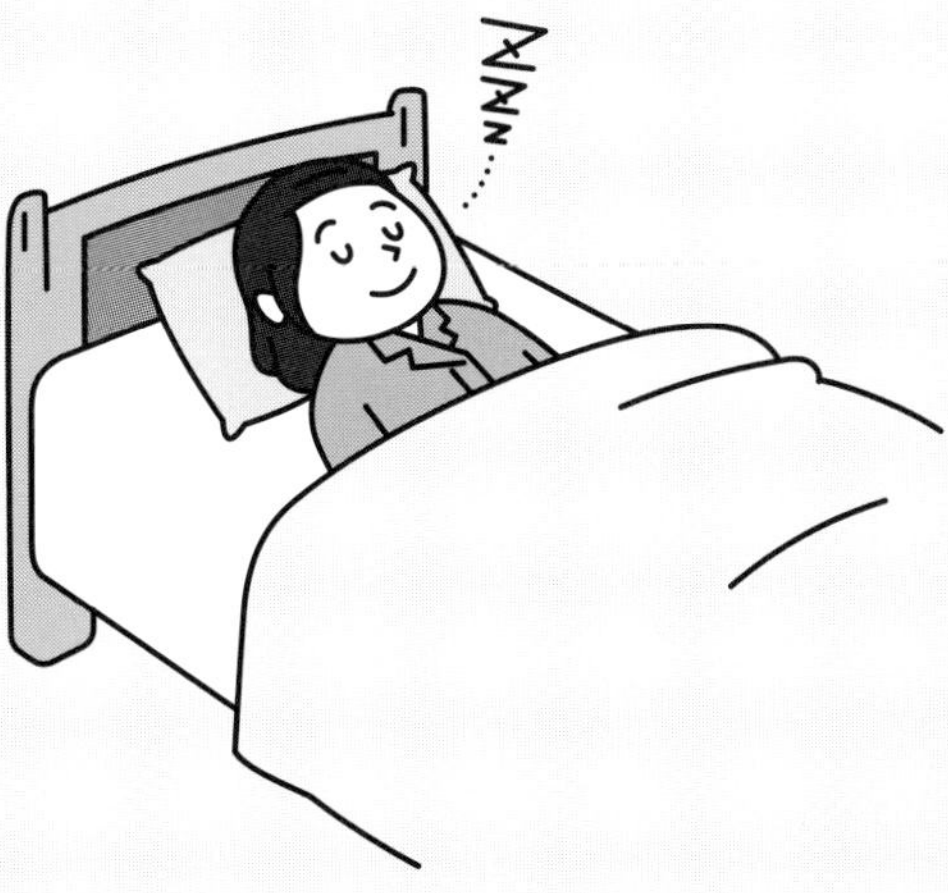

第 4 章

食べる、動く 体の中から血管を若返らせる方法

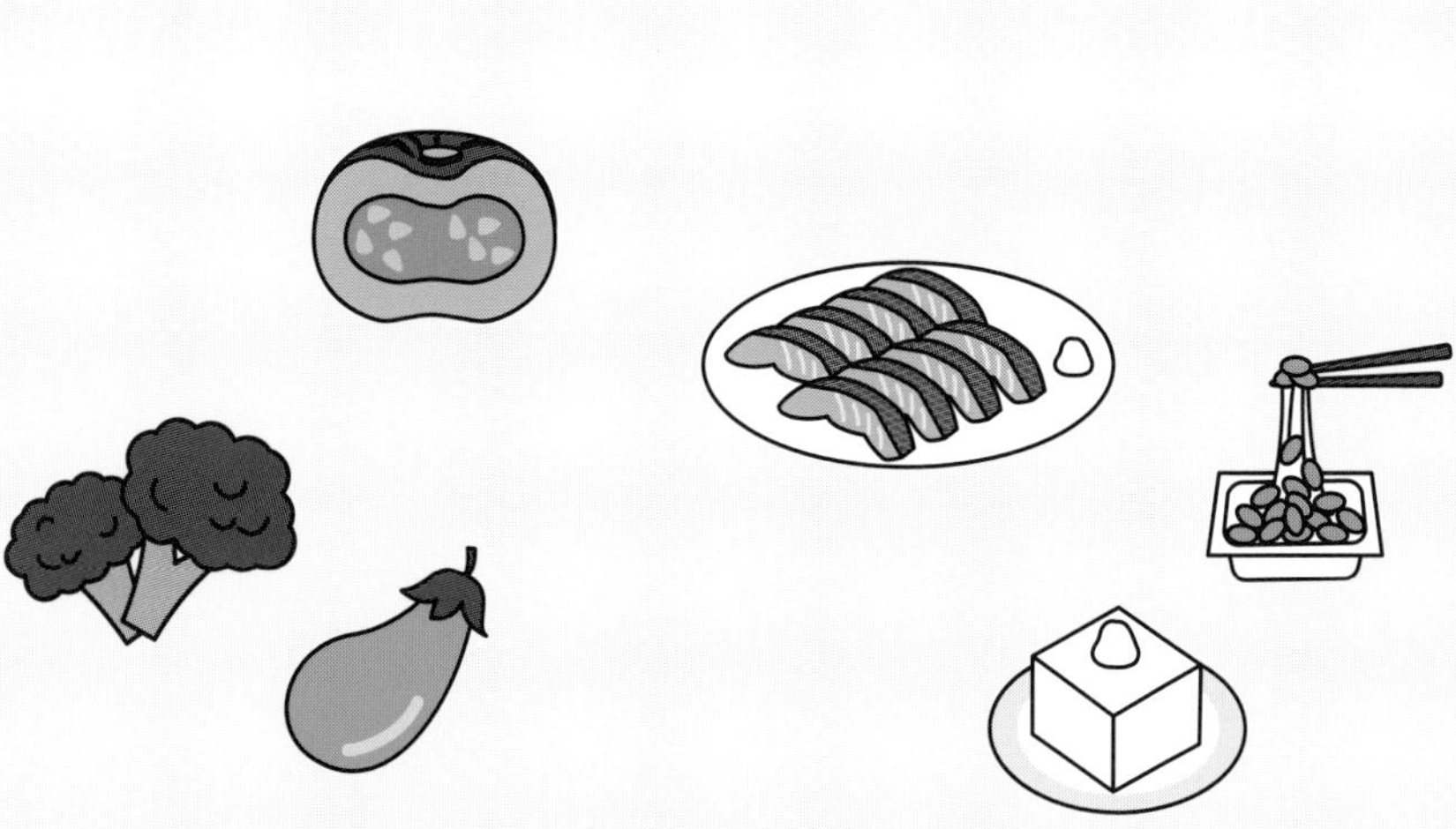

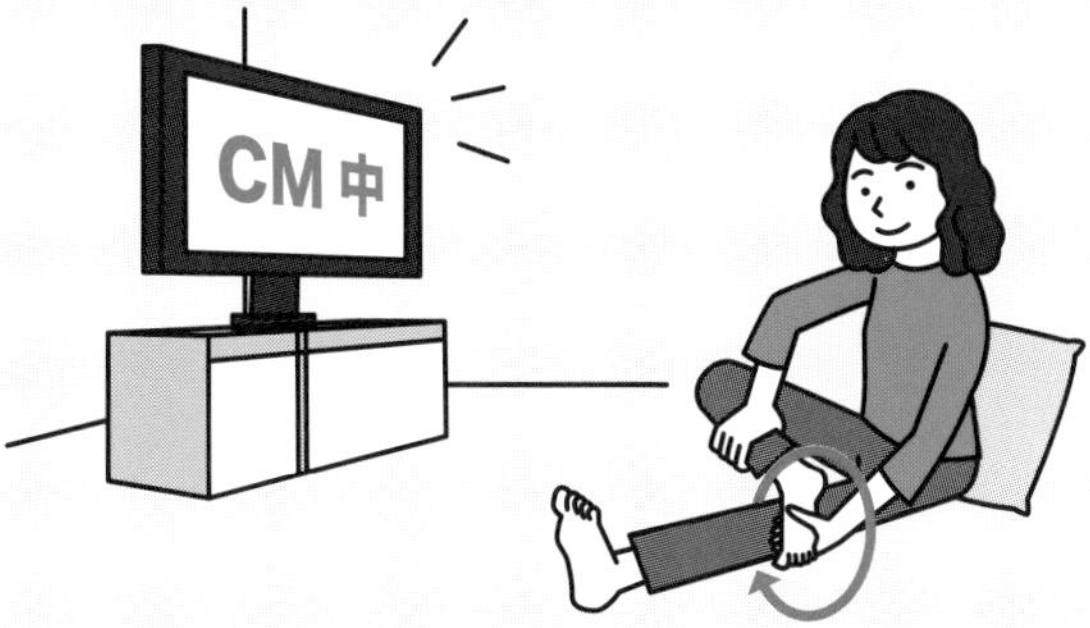

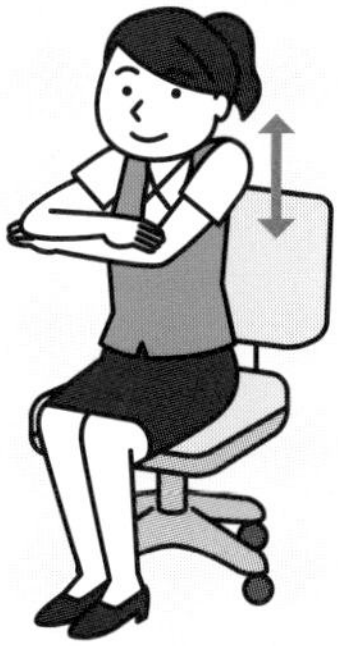

デザイン　田中俊輔（PAGES）
取材・文　岩村優子
編集協力　日下部和恵
イラスト　小林孝文（アッズーロ）
印刷　シナノ書籍印刷

朝晩1分！

全身の血行がよくなる！

血管若返り体操

「○○を動かすと、血管が若返る」

さて、体のどの部分を動かすと、血管が若返るのでしょうか。
答えは**ふくらはぎ**です。
心臓から最も遠いところにある足は血液の流れが滞りがち。
「第二の心臓」と呼ばれるふくらはぎの筋肉を刺激すると、
血液の循環がよくなり、**全身の血管の若返り**にも
効果があります。
一番簡単な方法は私が考案したこの血管若返り体操。
朝晩1分行うだけで、十分ふくらはぎを刺激する運動になります。
ふくらはぎの筋肉をギュッギュッと動かすたびに
足にたまった血液がギュッギュッと**心臓へ**戻っていきます。
この体操で全身の血行がよくなると、心臓の負担も軽くなり、
少ない圧力で血液を流せるようになるので、**血圧**も下がります。
突然死につながる**心筋梗塞**や**脳梗塞**などの
「血管事故」も防げます。
ぜひ今日から始めて、老化した血管を若返らせましょう！

第二の心臓、ふくらはぎを動かそう

基本のポーズ（かかとの上げ下げ）

1セット10回
×
朝晩2回

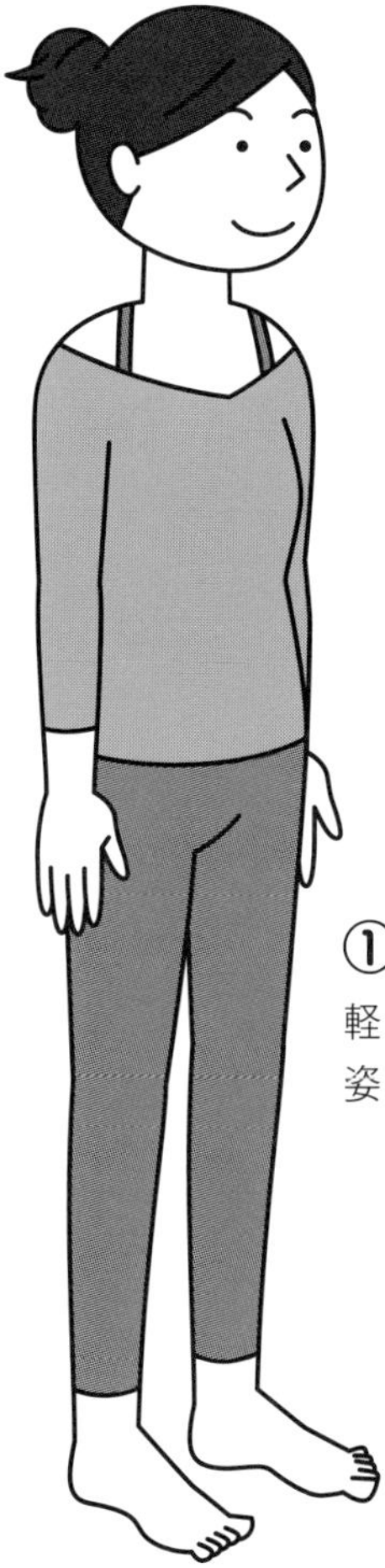

①
軽く足を開き、楽な姿勢で立ちます。

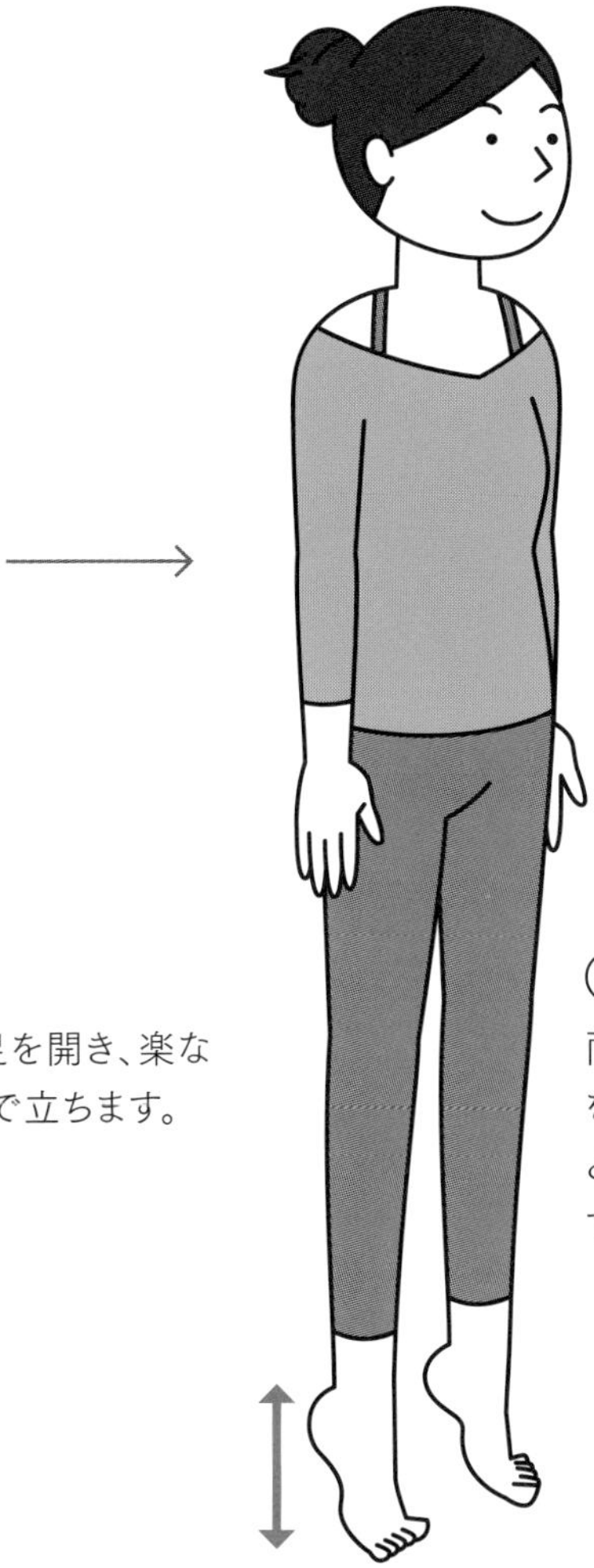

②
両足でつま先立ちをするように、かかとの上げ下げをします。

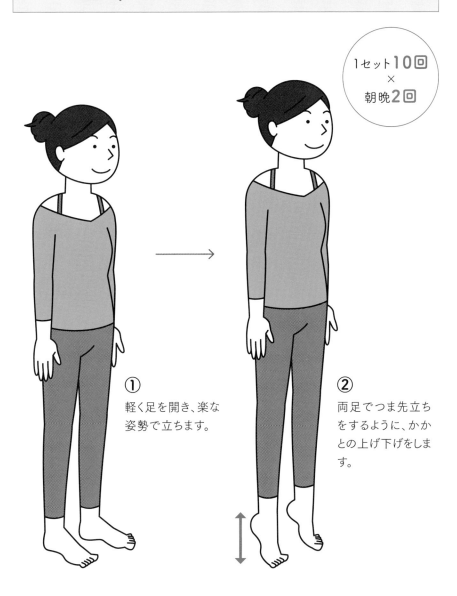

肩の動きをプラス、上半身も血行改善

いばったポーズ

1セット10回
×
朝晩2回

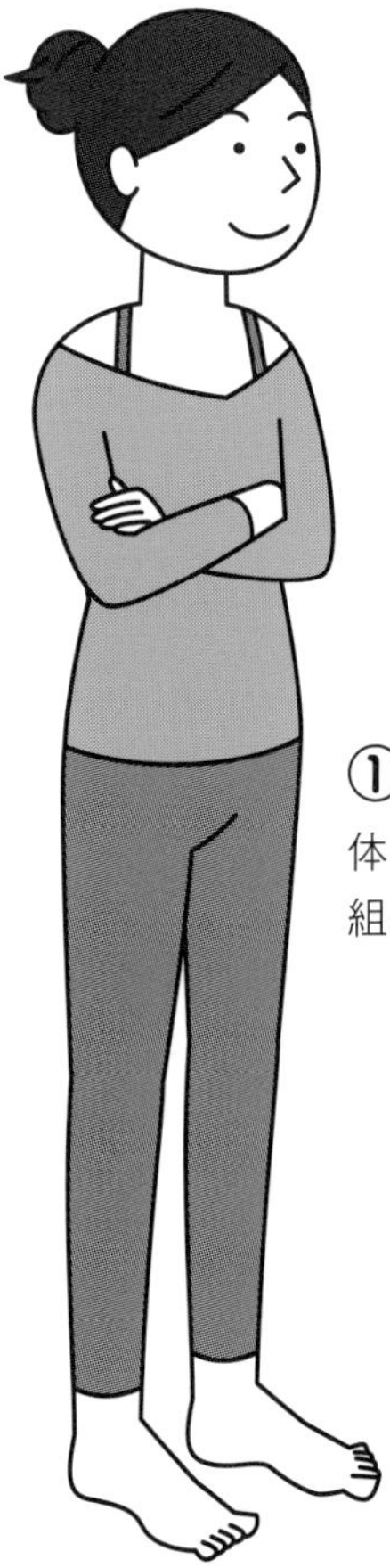

①
体の前で腕を
組みます

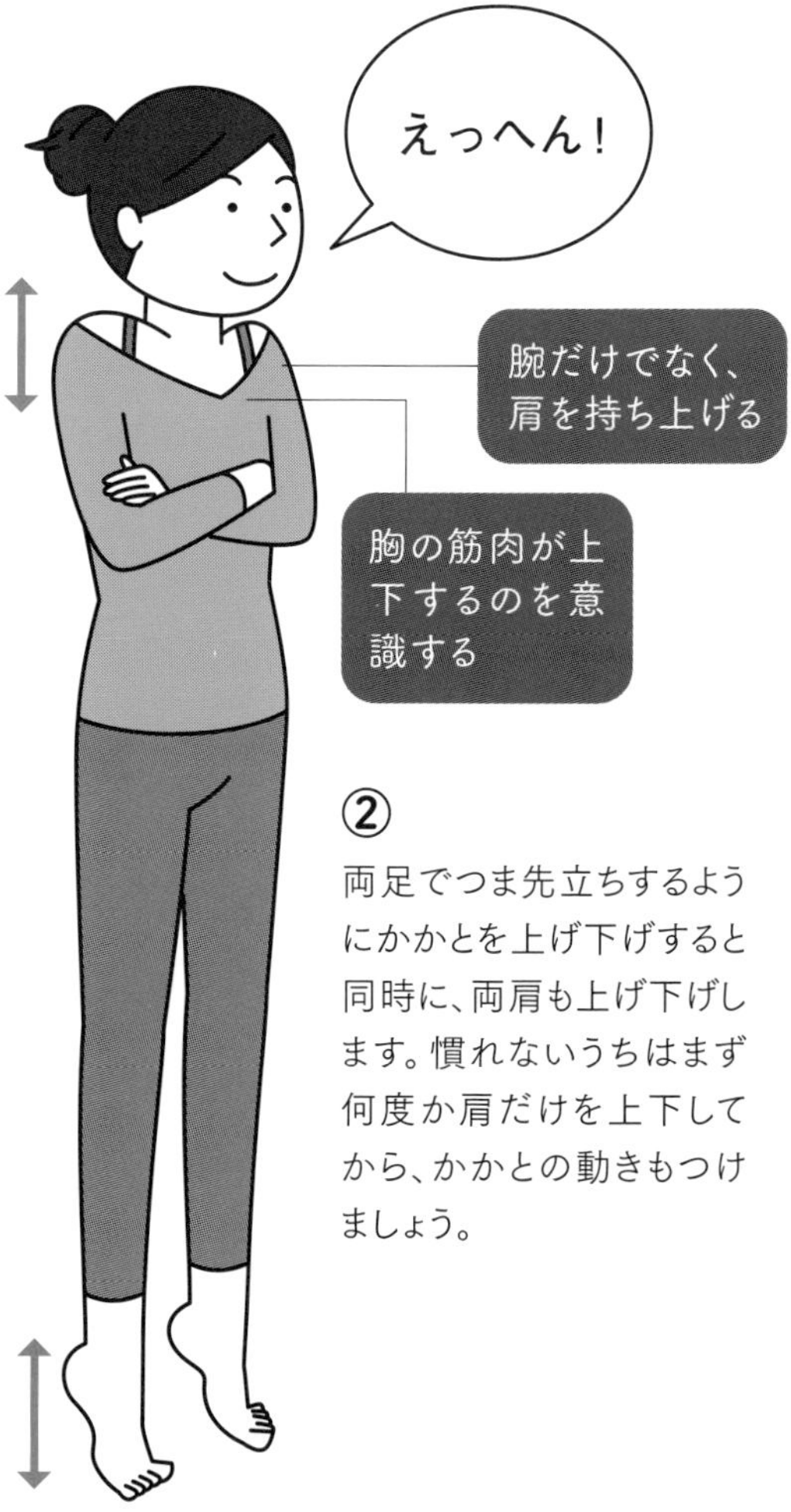
えっへん!
腕だけでなく、肩を持ち上げる
胸の筋肉が上下するのを意識する

②
両足でつま先立ちするようにかかとを上げ下げすると同時に、両肩も上げ下げします。慣れないうちはまず何度か肩だけを上下してから、かかとの動きもつけましょう。

背中側も動かして全身ポカポカ

こまったポーズ

1セット10回
×
朝晩2回

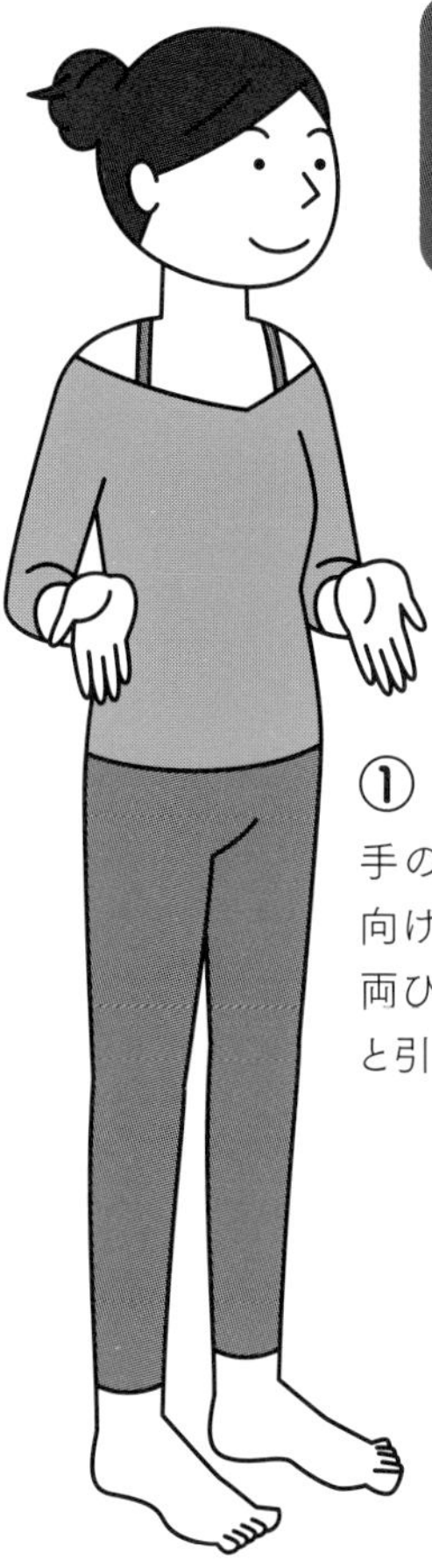

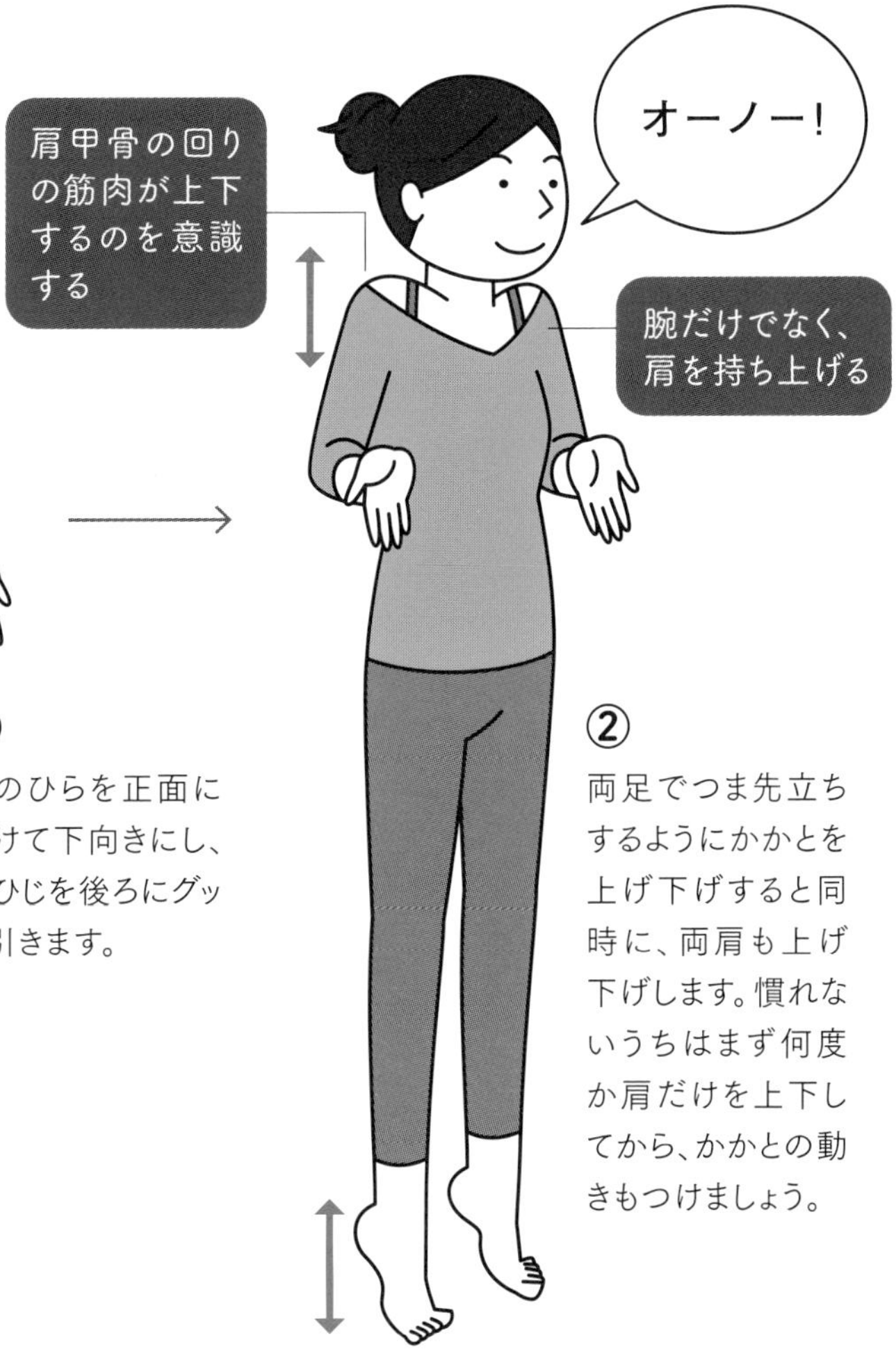

肩甲骨の回りの筋肉が上下するのを意識する
オーノー!
腕だけでなく、肩を持ち上げる

①
手のひらを正面に向けて下向きにし、両ひじを後ろにグッと引きます。

②
両足でつま先立ちするようにかかとを上げ下げすると同時に、両肩も上げ下げします。慣れないうちはまず何度か肩だけを上下してから、かかとの動きもつけましょう。

※インターネットで「血管若返り体操」を検索! 高沢謙二先生本人の実演動画が見られます。
鶴ヶ島市ホームページ　http://www.city.tsurugashima.lg.jp/

体操が難しければ、寝たままでもOK！

足首の曲げ伸ばし

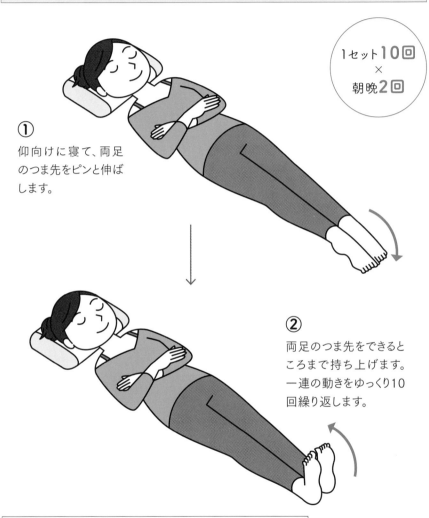

1セット10回
×
朝晩2回

①

仰向けに寝て、両足のつま先をピンと伸ばします。

②

両足のつま先をできるところまで持ち上げます。一連の動きをゆっくり10回繰り返します。

- 朝起きて、布団の中で行うのもおすすめです。
- 自分で足首を動かせない人は家族が足首の曲げ伸ばしをやってあげても効果があります。
- 足がむくんでいるときは足を座布団などの上に乗せて高くして行うと、むくみがとれます。

第1章

昨日まで元気だった人にも起こる突然死

日本人の約2割に起こる突然死とは？

「突然死」とは、健康そうに見えた人が予期せず突然帰らぬ人になることであり、世界保健機関（WHO）では、**「症状が出現してから24時間以内の予期しない内因死」**と定義されています。事故や自殺・他殺などの外傷によって死亡する外因死と違い、内因死とは、心疾患や脳疾患などの病気によって亡くなることです。

今まで元気だった人がある日急に倒れ、別れを告げることもできずにそのまま亡くなってしまうというのは、本人はもちろんのこと、家族や周囲の人にも計り知れない悲しみとショックを与えます。

突然死なんてよっぽど稀なケースだと思われるかもしれませんが、わが国では年間10万人もの方が突然死しています。**これは日本人の全死亡者の2割近くに相当します。**決して珍しいことではなく、誰にでも起こりうることだといえるでしょう。このうち約6万人が心臓の異常が原因となる心臓突然死です。実に**1日約160人もの人が心臓突然死している**計算になります。

心臓突然死はわずか数分で死に至ることもあり、何の前触れもないことが少なくありません。何か予兆があれば対策を講じることもできますが、文字通り突然起こるので、予防することが非常に難しいのが特徴です。

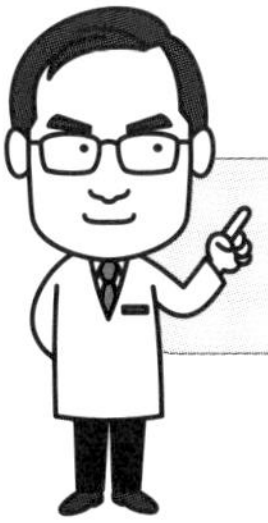

突然死とは?

症状が出現してから
24時間以内の予期しない内因死

日本における突然死

年間約**10万人**

そのうち心臓の異常が原因

年間約**6万人**

1日あたりの心臓突然死

約**160人**

突然死の9割は「血管事故」が原因

では、突然死の死因の内訳をみてみましょう。左頁のグラフは九州大学が福岡県久山町の住民を対象に脳卒中や心血管疾患などの調査を1960年代から長年行っている久山町研究の資料です。

これによると、**突然死の第一位は虚血性心疾患や原因不明の急性心不全など、**実に全体の約半数が心臓の疾患によるものです。続く第二位は脳出血やくも膜下出血などのいわゆる脳卒中で、全体の33%。第三位は大動脈瘤破裂と解離性大動脈瘤で、全体の12%を占めています。

虚血性心疾患（狭心症と心筋梗塞）、脳卒中、大動脈瘤破裂などは全て血管の病気です。つまり、**突然死の約9割は「血管事故」が原因ということになります。**逆にいえば、血管を強く健康な状態に保てば、恐ろしい突然死を防ぐことができるのです。

人間は血管から老いると言いますが、**血管の事故の多くは動脈が硬くなる老化現象、「動脈硬化」が原因**で起こります。血管にコレステロールなどが蓄積し、弾力性が失われた状態です。

血管は「もの言わぬ臓器」で、異変が起こっていてもなかなか気づきません。心筋梗塞や脳卒中を起こして初めて動脈硬化の恐ろしさに気づくのです。

突然死の原因1～3位は血管の病気

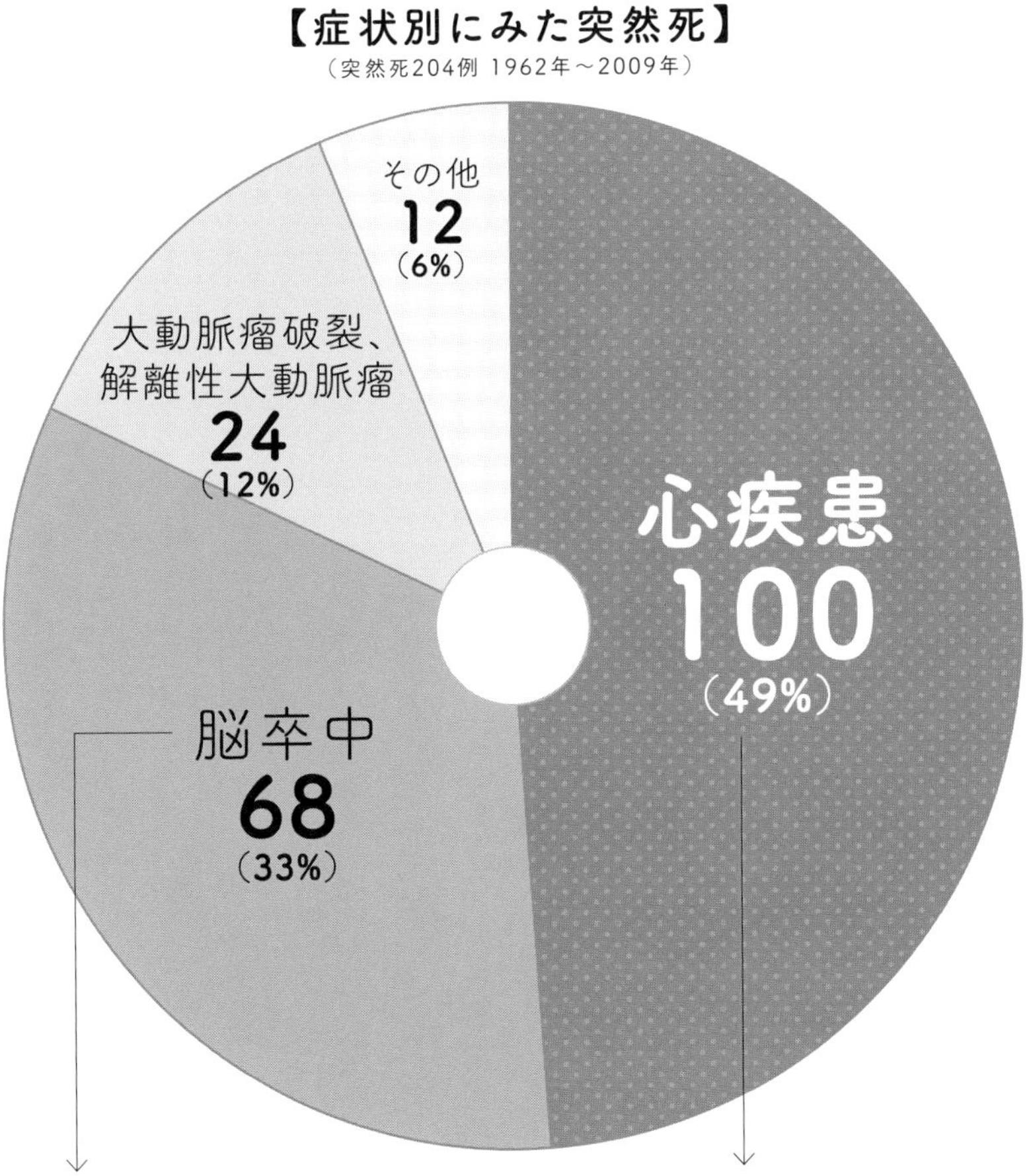

脳卒中の内訳

・脳出血 ………… 44（21%）
・くも膜下出血…… 20（10%）
・脳梗塞 ………… 4（2%）

心疾患の内訳

・虚血性心疾患 ……………… 59（29%）
・原因不明の急性心不全 … 23（11%）
・高血圧性心臓病 ………… 10（5%）
・心臓弁膜症 ……………… 4（2%）
・心アミロイドーシス ……… 2（1%）
・拡張型心筋症 …………… 1（0.5%）
・心室細動 ………………… 1（0.5%）

（出典）
久山町研究からみた突然死の実態
坂田智子①②　二宮利治①②

1時間以内の死亡多数！ 恐ろしい心臓発作

では、突然死における症状出現から死亡までの時間と死因を見てみましょう。まず、24時間以内の死亡の場合、心疾患によるものが約半数で1位。続いて脳卒中が2位、大動脈瘤破裂・解離性大動脈瘤が3位となっています。

さらに症状出現から**1時間以内の死亡、まさに突然死の場合、心疾患が67％で圧倒的に多いです。**24時間以内で2位だった脳卒中は11％と意外に少なく、代わりに大動脈瘤破裂・解離性大動脈瘤の割合が増えています。

このデータでわかるのは、突然死の中でも**心疾患の場合は1時間以内に亡くなるケースも多く、非常に急を要する**ということです。脳卒中の場合、脳の血管が詰まったり破れたりしても、呼吸停止に至るまでには少し時間がかかりますが、心臓発作はある日突然、心室細動などの致死的心室性不整脈が起こり、これによって心臓が正常に収縮せず、全身に血液を送り出すことができなくなり、あっという間に死に至ります。

心室細動の治療は時間との勝負。一分一秒を争う緊急事態ですので、**周囲で異常に気づいた人はためらわず、すぐに救急車を呼んでください。**発見が早いほど、命が助かる可能性も高くなります。最近はＡＥＤ（自動体外式除細動器）の普及によって、救命できるケースも増えてきました。

1時間以内の突然死の約7割が心疾患

【症状出現から死亡までの時間と死因】
（突然死204例 1962年〜2009年）

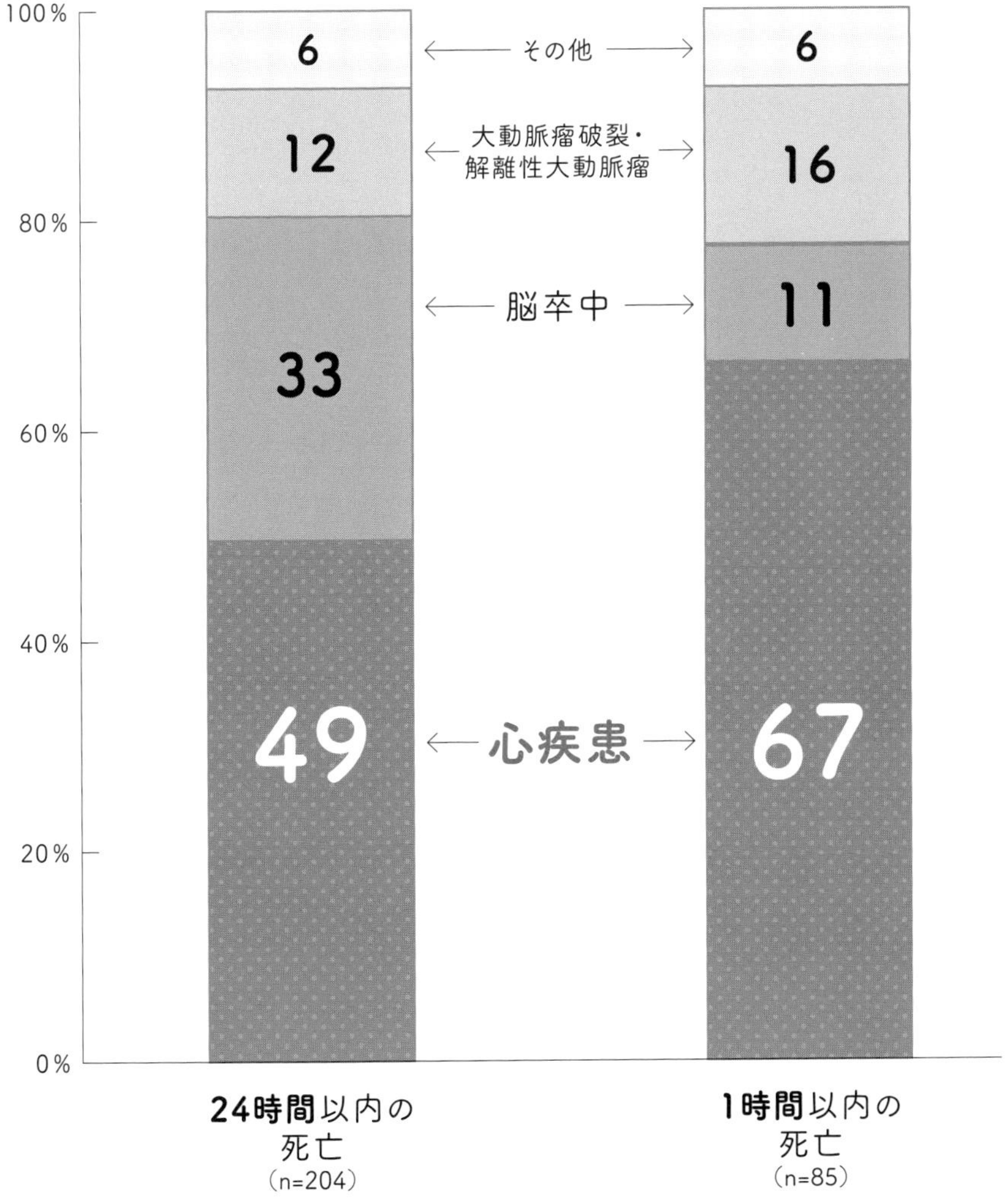

（出典）久山町研究からみた突然死の実態　坂田智子①②　二宮利治①②

日本人の死亡原因１位はがん？

厚生労働省の２０１９年のデータによると、日本人の死亡原因１位は「悪性新生物」、つまりがんです。２位以下を大きく引き離して、全死亡者の27・３％。**日本人の実に３・６人に１人ががんで亡くなっています。**

２位は心疾患で全体の15・０％。心筋梗塞や心不全など、心臓の機能が停止することで起こる病気で亡くなる人が６〜７人に１人はいる計算になります。

３位は２０１６年までは肺炎でしたが、２０１７年には脳血管疾患が３位、老衰が４位となり、**２０１８年からは老衰と脳血管疾患の順位が逆転しました。**老衰が増加した背景には、社会全体の高齢化とともに、治療をおこなうよりも自然な死を受け入れるという考え方の変化もあるのではないかと推測されています。

また、脳血管疾患による死亡が減少した理由には、日本の医療水準が高まり、発見や治療の技術が進歩したことや、高血圧を予防するために生活習慣を改善する人が少しずつ増えてきたこともあるでしょう。

先述のとおり、**日本では30年以上にわたってがんが死因のトップですが、果たして世界ではどうなのでしょうか？**　この後、詳しく見てみましょう。

がんは不動の1位、高齢化で老衰が3位に

【主な死因別にみた死亡率（人口10万対）の年次推移】

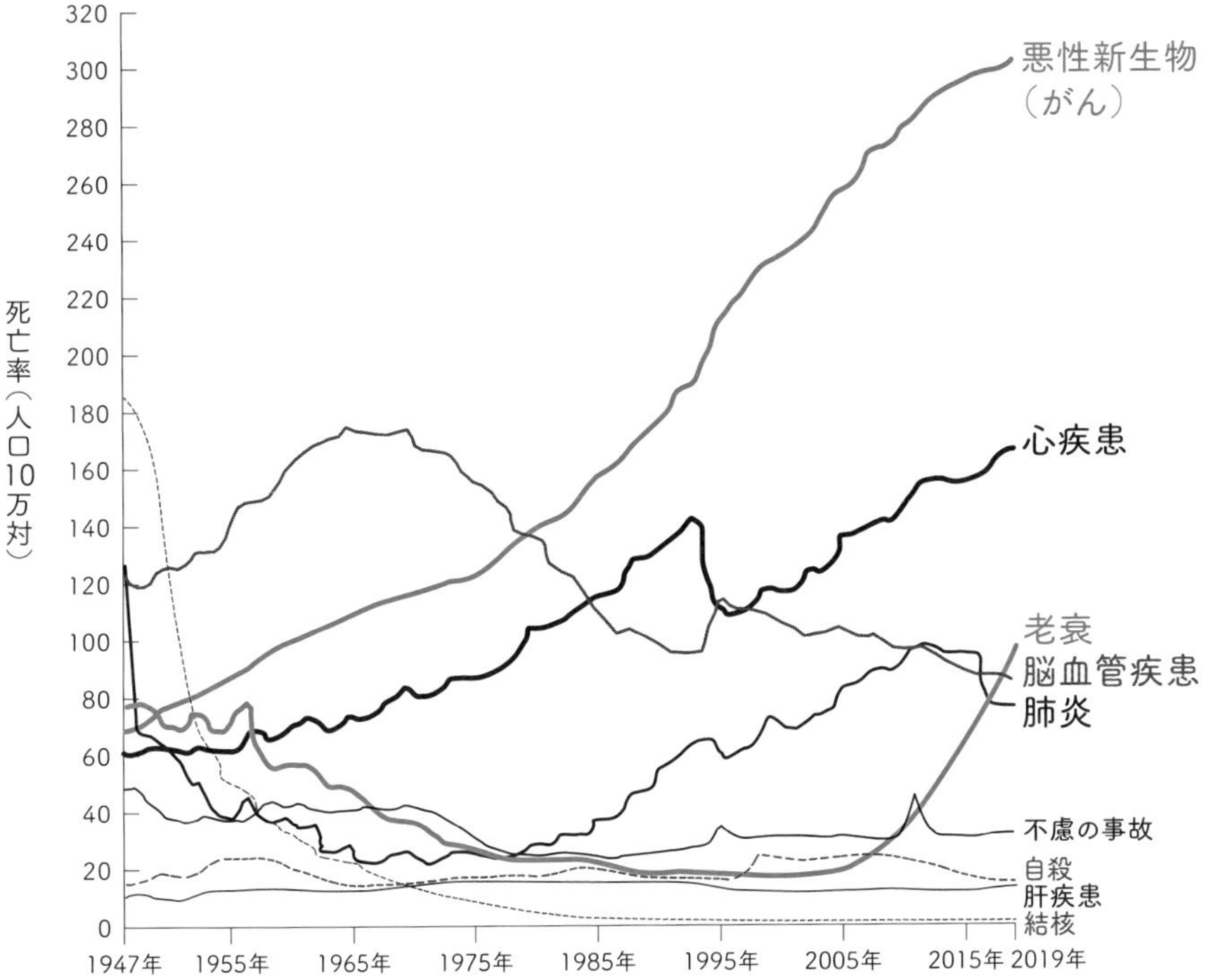

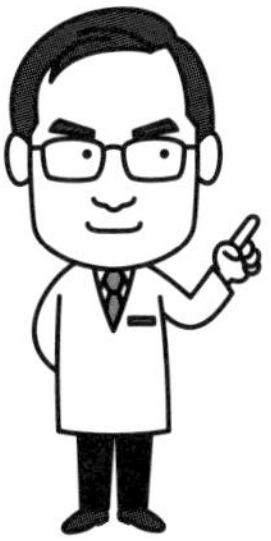

日本人の死因別死亡数は1位がん、2位心疾患、3位老衰、4位脳血管疾患、5位肺炎の順です。これまで日本人の三大死因は「がん、心臓病、脳卒中」でしたが、高齢社会を反映して、老衰や肺炎の割合が高くなっています。

（出典）厚生労働省「令和元年（2019）人口動態統計月報年計（概数）の概況」

実は死因の1位2位は「血管病」だった

では、WHOが発表した世界の**死亡原因トップ10**を見てみましょう。こちらは**虚血性心疾患が1位、脳卒中が2位**となっています。日本では断トツの1位だったがんは6位にようやく肺がんが入っているだけです。

これはなぜかというと、世界の統計は疾患別になっているからです。日本では胃がんも肺がんも全部まとめて計算しているので、がんが1位なんですね。そこで私が厚生労働省のデータをもとにWHOの分類に合わせて日本の死因を計算してみました。それが左下のグラフです。

これによると、**やはり日本でも世界と同じように、死因の1位は虚血性心疾患、2位は脳卒中となります。この2つはいずれも血管の病気です。**血管の老化による動脈硬化が引き金になって起こる突然死がほとんどです。

近年、この「血管病」による死亡率そのものは医療技術の進歩によって減少傾向にあります。一見喜ばしい状況のように見えますが、**血管病の患者には重い後遺症が残ることも多いのが現実です。**日常的に介護が必要となり、不自由な体でリハビリに励む人が少なくありません。しかし、血管病は予防することが可能です。後半でその予防法を詳しく説明していきます。

全世界で死因のトップは「血管病」

【2016年 世界死亡原因トップ10】

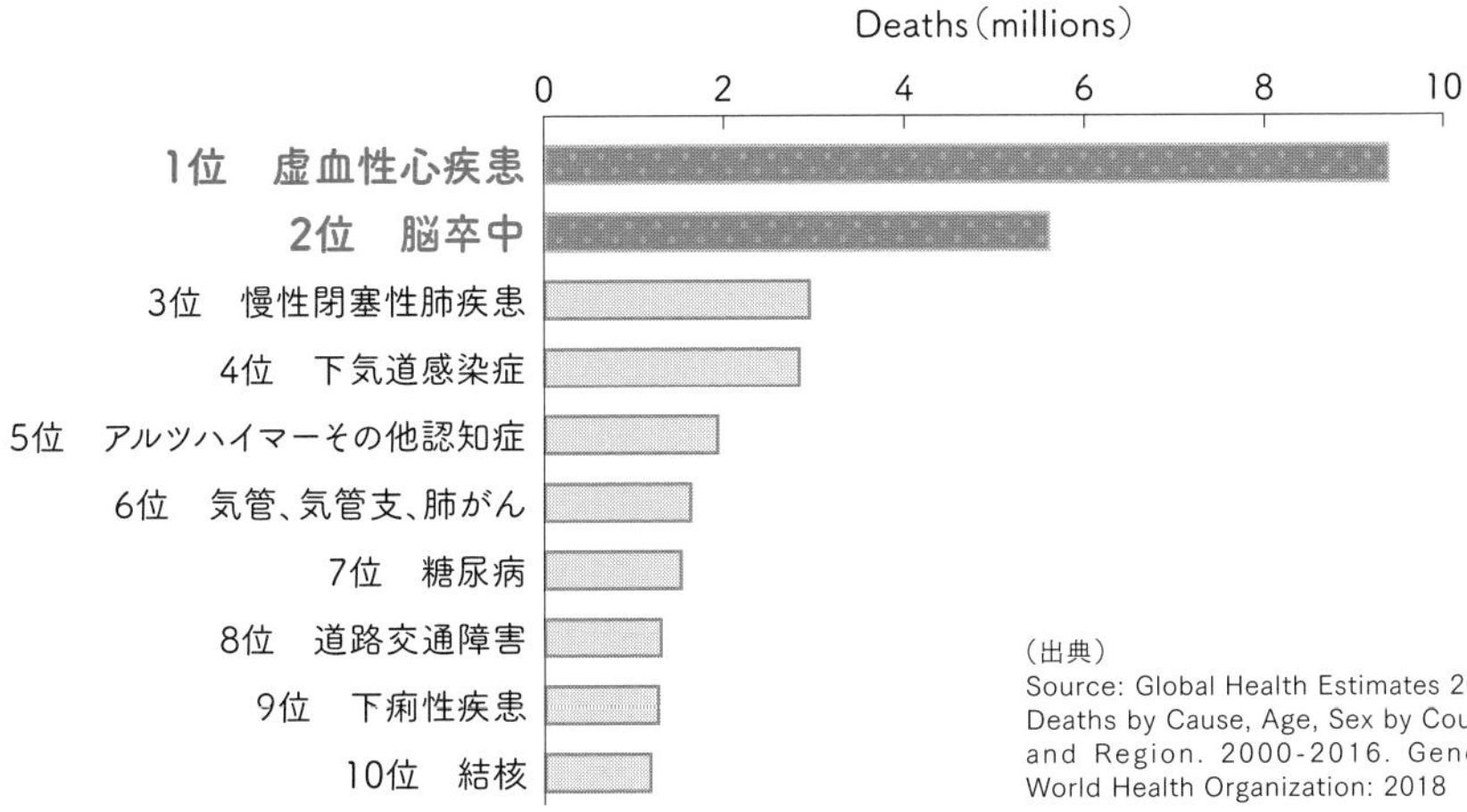

(出典)
Source: Global Health Estimates 2016: Deaths by Cause, Age, Sex by Country and Region. 2000-2016. Geneva. World Health Organization: 2018

【2016年 日本人の死亡原因トップ10】

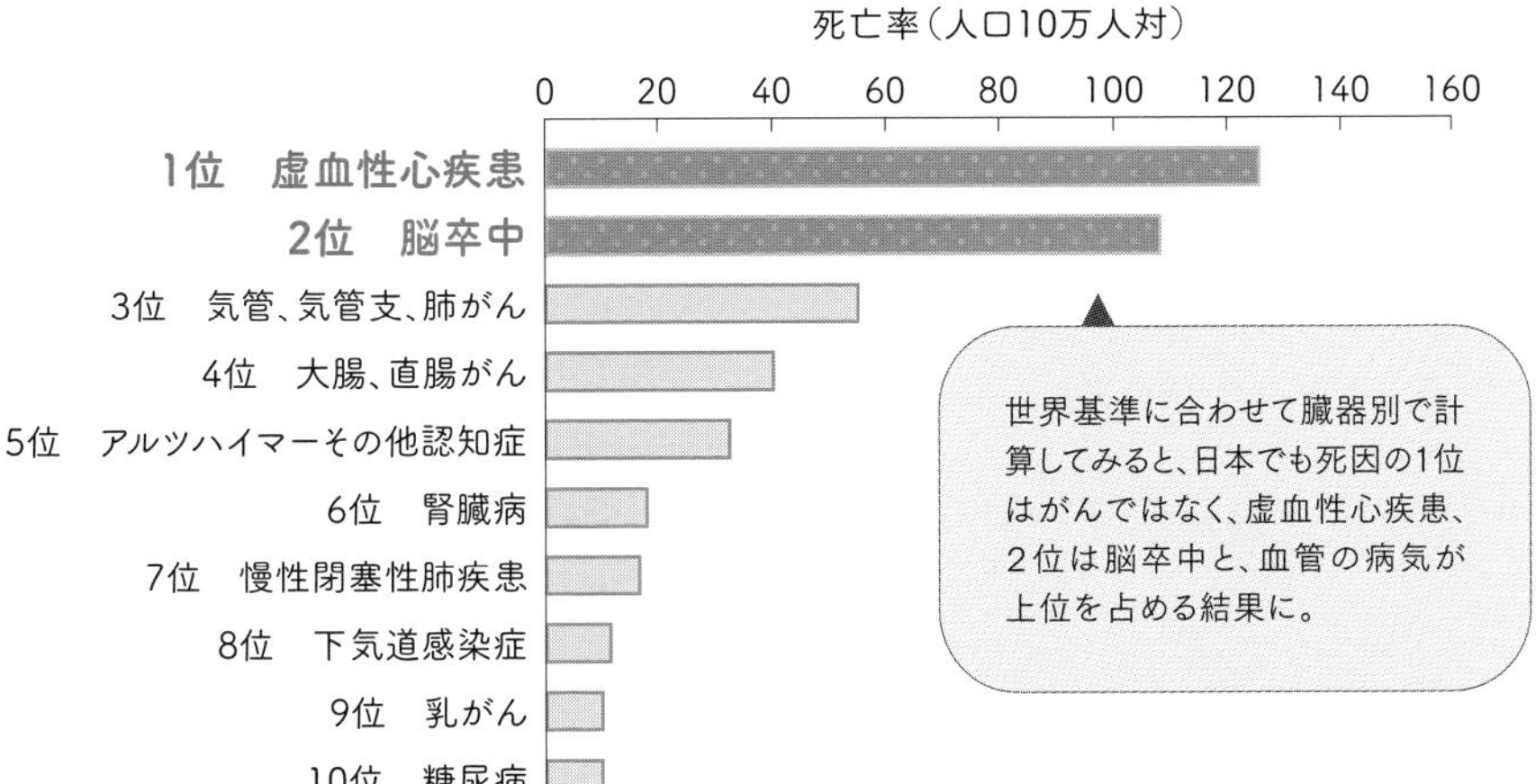

(出典)厚生労働省のデータをもとに著者が作成

全身の血管をつないだ長さは地球2周半

日本人の死因の1位と2位が血管の病気。では全身の血管をつなぎ合わせると、どのくらいの長さになるかご存知ですか。

心臓から出た血液はまず大動脈という直径2～3㎝の太い血管を通って全身に運ばれていきます。ここからどんどん枝分かれして細くなり、最後はミクロン単位の毛細血管に運ばれます。これらを全部つなぎ合わせると、**全長10万km。なんと地球2周半の長さに相当します。**

では心臓は全身に血液を送るために1日に何回収縮しているのでしょうか。1分間に平均72回、1時間で4320回。24時間では103680回、およそ10万回です。つまり心臓は血液を充満(**じゅうまん**)させて、**10万kmの血管に10万回、よいしょ、よいしょと全身に送り出しているのです。**

血液は主に2つのルートで全身を循環します。1つは**体循環**といって、心臓の左心室から送り出された血液が酸素と栄養を全身に届け、細胞から出た二酸化炭素と老廃物を運び、心臓の右心房に戻ってきます。この間約60秒。

もう一方の**肺循環**では、心臓の右心室から二酸化炭素の多い血液を肺に送り、肺で二酸化炭素を排出して新しい酸素をもらい、心臓の左心房に戻ります。所要時間はわずか4秒です。

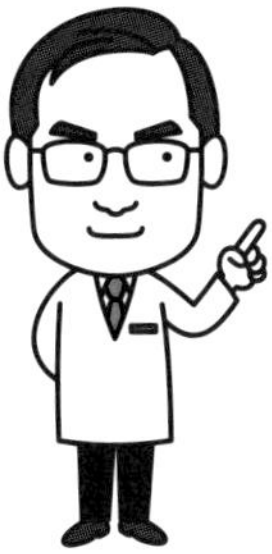

心臓は血液を
充満《じゅうまん》させて、
10万kmの血管に
10万回送り出す。

【血液が循環する2つのルート】

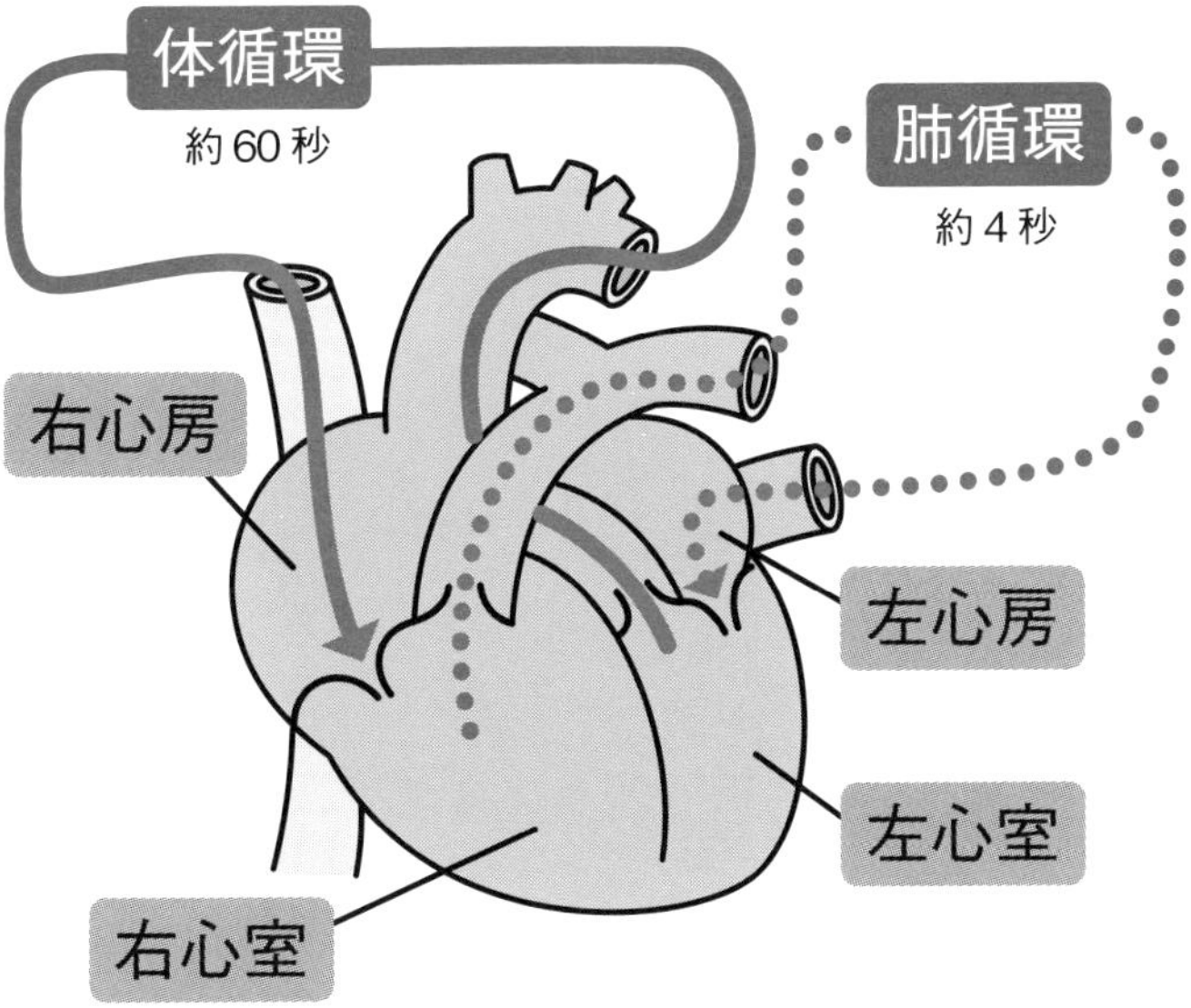

心臓の筋肉に栄養を与える「冠動脈」

皆さん、心臓はどのあたりにあるかご存知ですか。ではまず**右手で握りこぶしを作ってください（図1）**。ちょうどこのこぶしが心臓の大きさです。大体250gから300gの重さがあります。

その手をそのまま胸に当ててみましょう（図2）。自然に持ってきたところが心臓の位置です。胸骨のやや左側にくるはずです。よく心臓は左にあるといいますが、真ん中に近く、そこまで左ではないのです。

心臓は心筋という筋肉でできています。1日に10万回も収縮する心臓が働くためには、この筋肉に栄養を与える動脈が必要です。**これを「冠**

【心臓はどこにある？】

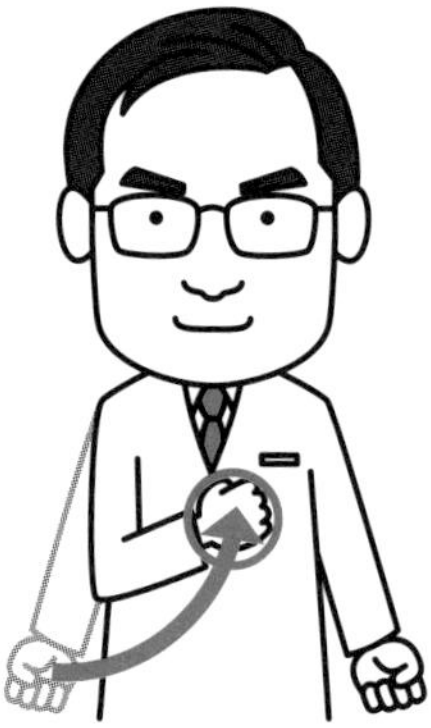
（図2）

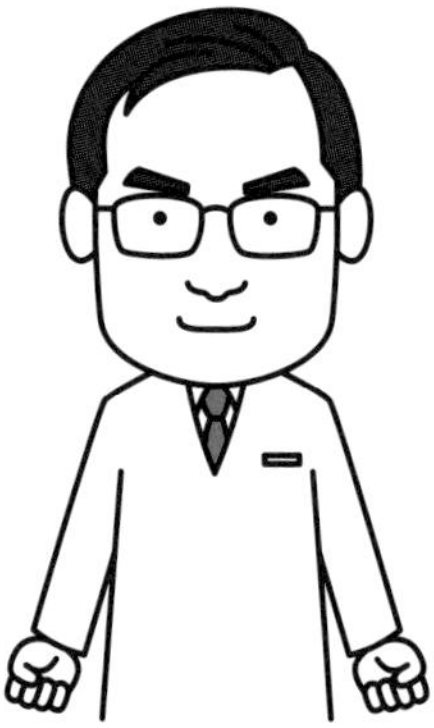
（図1）

動脈」といいます。冠のように心臓に覆いかぶさっているのでこの名がつきました。

もう一度、先ほどのように右手で握りこぶしを作って心臓に見立てて、胸の前においてください。今度は左手の薬指と小指を折り、**親指、人差し指、中指の3本をワシが獲物を狙うように広げてください（図3）。この3本の指を心臓に見立てた右手の握りこぶしに被せるように乗せます（図4）。これが冠動脈（図5）です。**

大動脈の根本から右に1本、左に2本、計3本の冠動脈が心臓にかぶさるようにして表面を走っています。

この冠動脈の流れが悪くなり、詰まってしまうと、突然死につながる心筋梗塞や狭心症を起こすのです。

【冠動脈の構造】

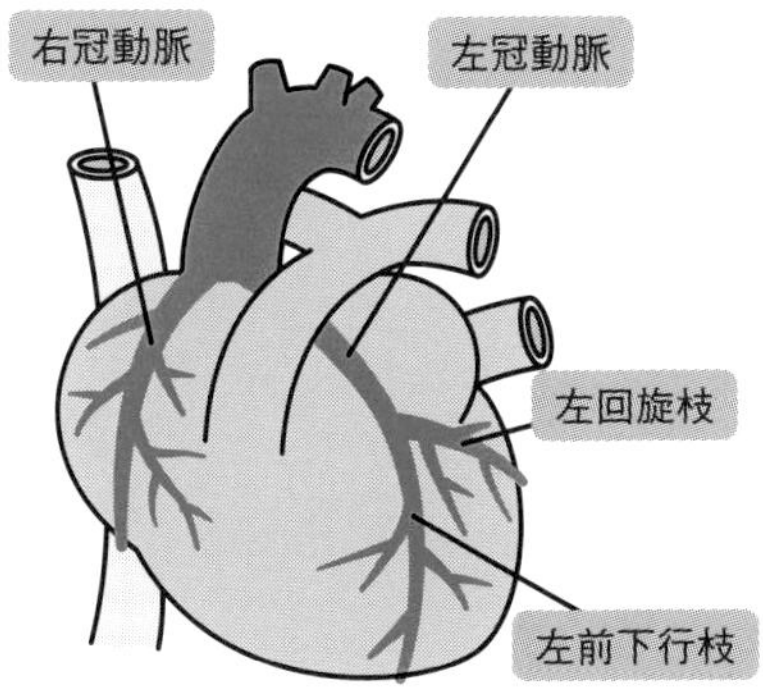

（図5）

【3本指で冠動脈を作ってみよう】

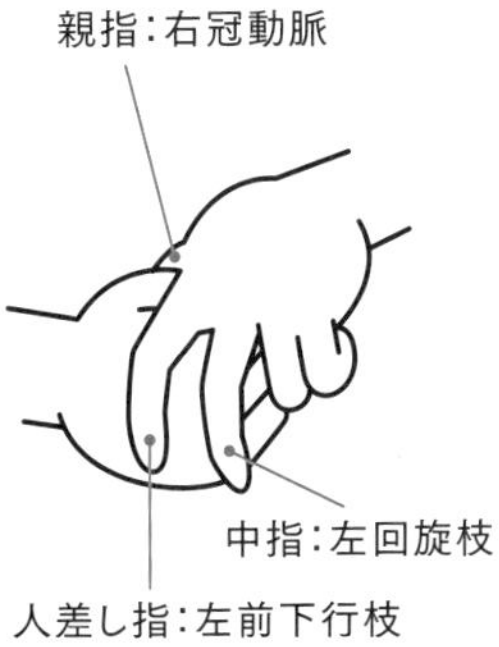

（図4）

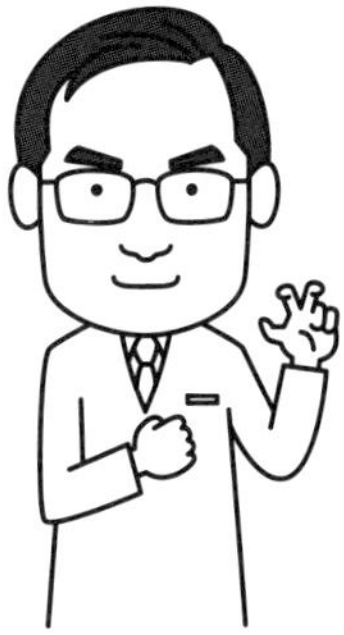

（図3）

突然死を招く血管の老化、動脈硬化とは？

血管事故には、**血管が詰まる梗塞（心筋梗塞など）と血管が破れる出血（脳出血など）があります。**これらはいずれも動脈硬化が主な原因です。梗塞も出血も全身のあらゆる血管で起こりますが、心臓や脳で起きると突然死などの重大な事態を招きます。

動脈硬化とは、文字通り、動脈が硬くなること。わかりやすく言えば動脈の老化です。健康な動脈は勢いよく流れる血液の圧力にも耐えられるしなやかさと強さを持っています。

しかし、年とともに肌が弾力を失って硬くなるように、血管も加齢によって硬くなっていきます。すると、血液をうまく送り出せず、心臓に負担をかけることに。血管が硬くなると、もろく破れやすくなります。

また、食べすぎや運動不足の不摂生な生活が続くと、**血管内皮細胞に傷がつき、血液中の脂肪や悪玉（ＬＤＬ）コレステロールが入り込みます。**すると、マクロファージという細胞がそれらを食べ始め、そのまま血管の内壁に付着して、ぶよぶよとした「プラーク」という粥状のふくらみを作ります。

プラークは少しずつ成長して大きくなり、それによって血管が狭くなったり、小さなプラークでも突然破裂して、血管を詰まらせてしまうこともあります。

悪玉コレステロールによる「プラーク」が血管を狭くする

【動脈硬化はどうやって起こる?】

正常な血管

血管に詰まりながく、しなやかな状態。血液がスムーズに流れる。

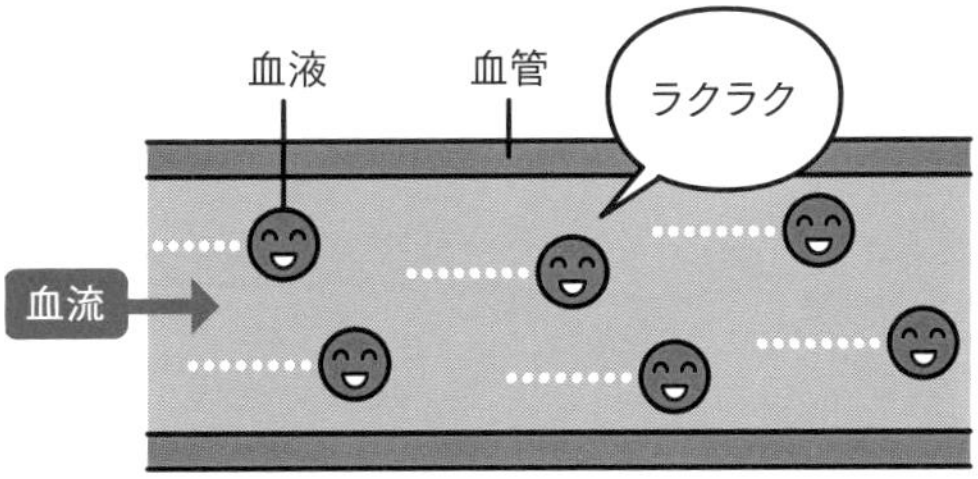

早期の動脈硬化

血管の内部にコレステロールが入り込み、「プラーク」というコブのようなものができると、血管の壁が厚くなる。

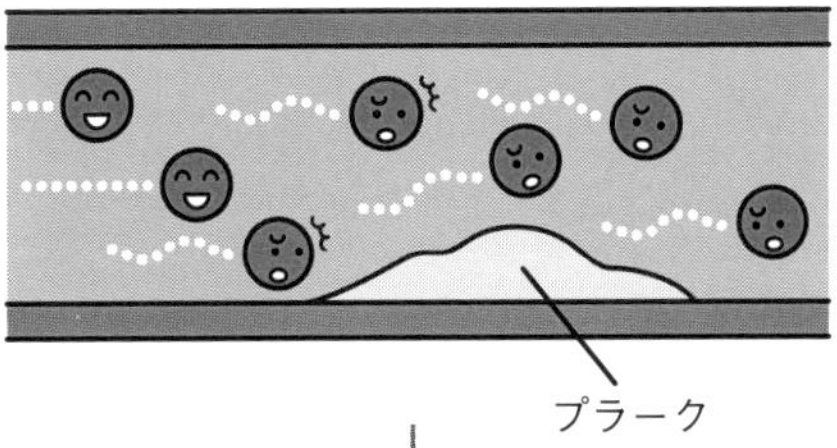

進行した動脈硬化

プラークが成長すると、血液の通り道が狭くなる。

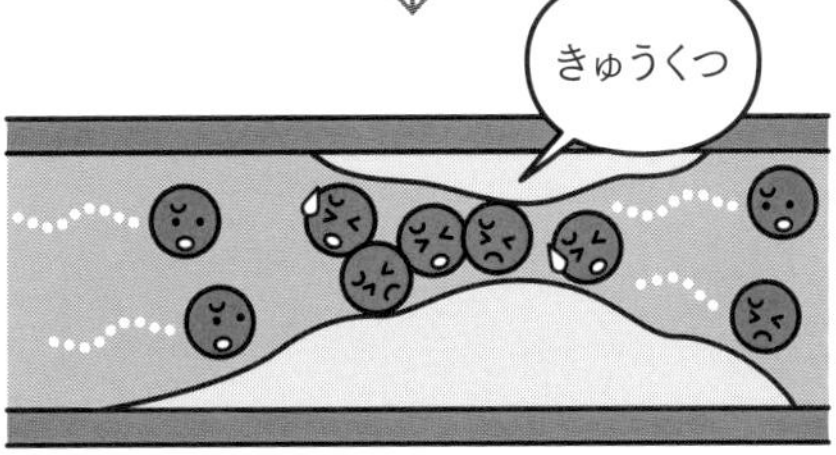

狭くなった血管が悲鳴をあげる「狭心症」

1日に10万回、休むことなく拍動する心臓の筋肉に栄養と酸素を与えている冠動脈。前頁で示したように、この冠動脈の血管壁に悪玉コレステロールがたまると、血管が狭くなり、動脈硬化が進みます。

それにともなって血流が悪くなると、心臓の筋肉を動かす栄養と酸素が足りない「心筋虚血」の状態になり、胸の痛みや締め付けられるような圧迫感というSOS信号を発します。これが狭心症です。

狭心症は**坂道や階段を駆け上ったり、運動したり、重い荷物を持ったりと、心臓に負担がかかる行動をとったときに突然激しい胸の痛みや圧迫感を覚える**ことが多いです。これを**「労作性狭心症」**と言います。カーッと興奮したり、暴飲暴食したり、急に寒い場所に移動したりして起こることもあります。

痛む場所は胸の真ん中から胸全体にかけてで、首や背中や上腹部、左肩から腕が痛むこともあります。呼吸が苦しい、めまい、冷や汗、吐き気などの症状が出る人もいます。

これらの症状は**安静にしていると、10〜15分程度でおさまることが多く**、軽く考えて放置する人もいますが、胸が締め付けられるような強い痛みが一度でもあれば、早めに病院を受診したほうがいいでしょう。

心臓に負担がかかる動作で起こりやすい「労作性狭心症」

※心筋梗塞でも同様の症状が出ることがあります。

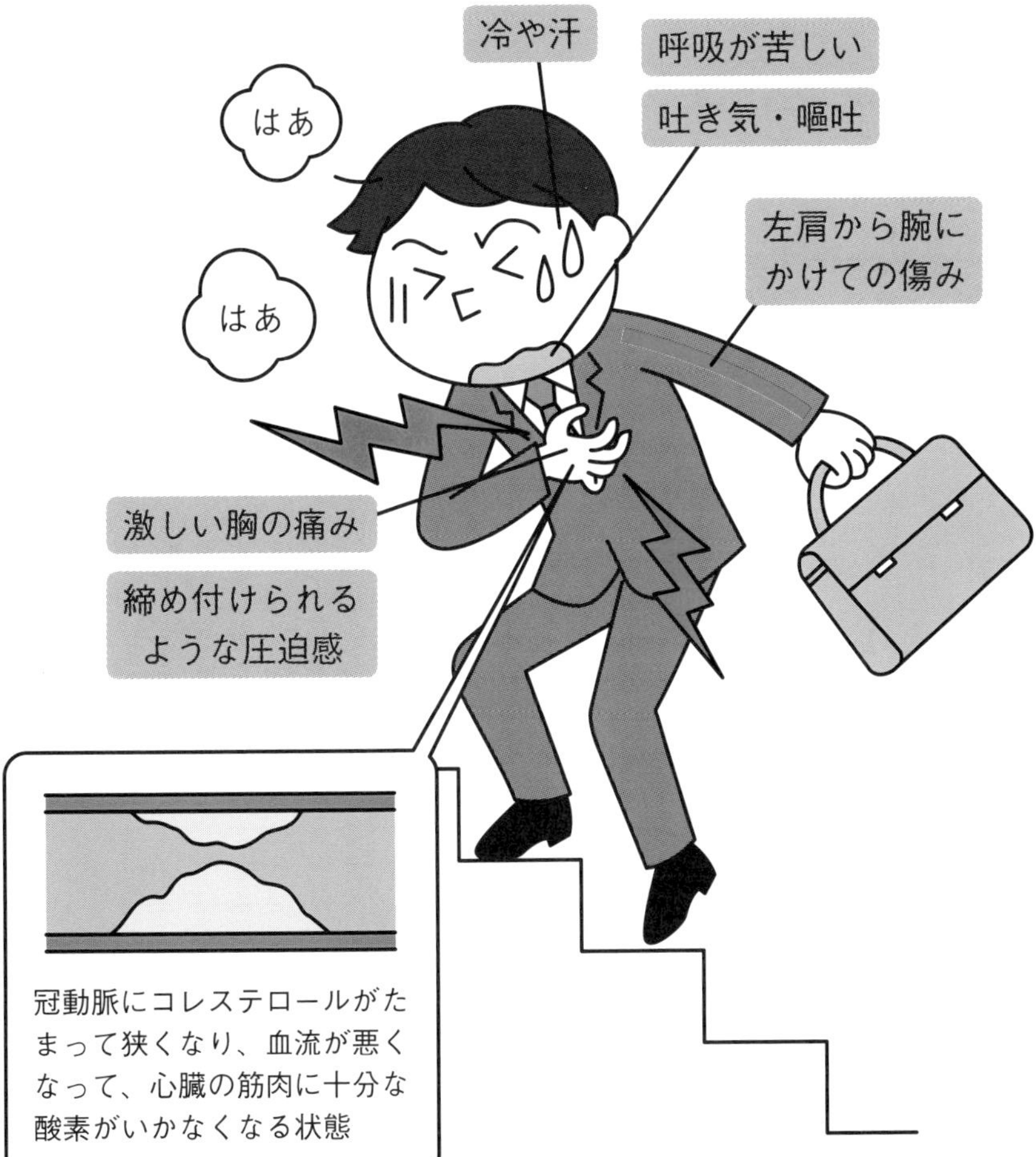

血管がけいれんを起こす冠攣縮性狭心症

狭心症には坂道や階段を上ったときなどに起こる労作性狭心症のほかに、**「冠攣縮性《れんしゅくせい》狭心症」**という種類もあります。症状は労作性狭心症とほぼ同じですが、夜中や早朝に夢を見ているときに起こりやすいのが特徴で、**「安静時狭心症」 とも呼ばれます。**狭心症全体の約４割はこのタイプです。

これは精神的ストレスなどで自律神経が異常をきたし、**冠動脈がけいれんを起こして狭くなることで、心臓の筋肉への血液の供給不足が起こる**のが原因で、喫煙も危険因子のひとつです。このタイプは動脈硬化のない生活習慣病とは無縁の人でも発症し、心筋梗塞に発展しやすいので要注意です。

２０１３年に女優の天海祐希さんが軽い心筋梗塞を起こして話題になりましたが、これも冠攣縮性狭心症の一種でしょう。当日、舞台に出演していた天海さんは強い胸の痛みに襲われ、冷や汗を流しながらも、痛みをこらえて役を演じたそうです。その後病院で1週間から10日の安静が必要と診断されて入院し、無念の舞台降板となりました。

ストレス耐性の低い日本人の患者は欧米人に比べて約3倍も多く、突然死につながることもあるので要注意ですが、今はカルシウム拮抗薬という良い薬があり、発作を予防できるようになりました。

夜間～早朝の安静時に発作が起こる
別名「**安静時狭心症**」

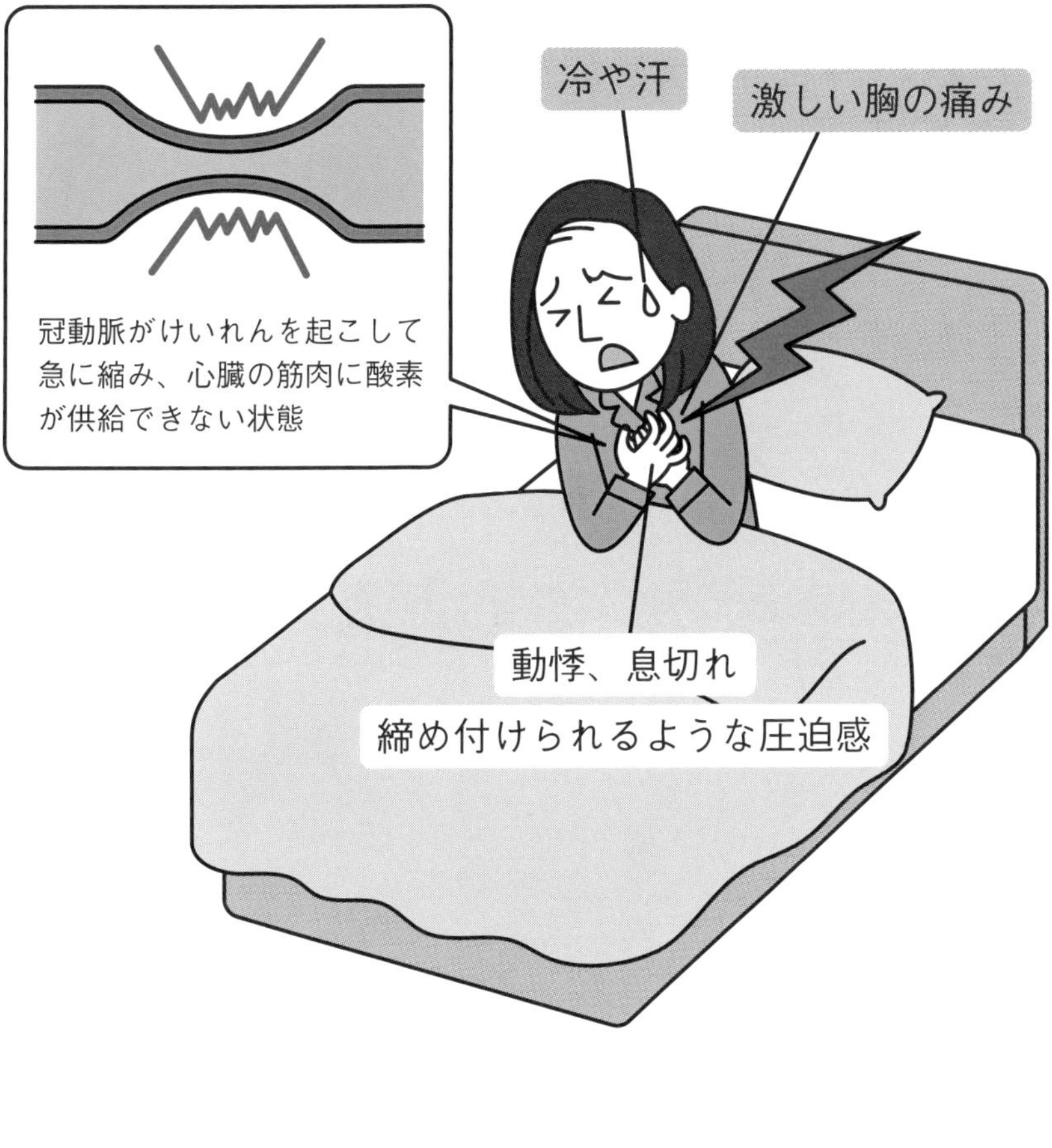
冠動脈がけいれんを起こして
急に縮み、心臓の筋肉に酸素
が供給できない状態
冷や汗
激しい胸の痛み
動悸、息切れ
締め付けられるような圧迫感

労作性狭心症の原因は「冠予備能」の低下

心臓の筋肉（心筋）は冠動脈を介して供給される血液から必要な酸素をすべて取り入れています。通常の状態でも心筋は冠動脈からこれ以上摂取できないほどの酸素を摂取しているので、運動時などに必要な酸素量が増えた場合も、酸素摂取率を増加させて酸素不足を解消することはできません。

そこで、冠動脈の血流量を増加させることで、不足分の酸素を供給することになります。健康な人の安静時の脈拍は大体60回くらいですが、全力で走った後は120回とか140回に上がります。つまりこのくらいは血液を増やせるわけです。

運動などで冠動脈の血流をいつもより多く必要とするときに、冠血流を増加させる能力を「冠予備能」（CFR）といいます。安静時と比較して、最大冠拡張時に血流をどのくらい増やせるかの指標です。

健康な人は3〜5倍の冠予備能があります。しかしこの冠予備能は動脈硬化で血管壁にプラークが付着し、狭くなる（狭窄度が増す）ほど低下してしまいます。

冠予備能が低下すると、心臓に血液（酸素）を十分に供給できなくなって、狭心症が起こるというわけです。

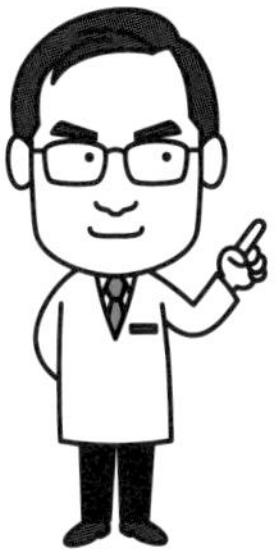

冠予備能とは？

運動などで冠動脈の血中酸素を
多く必要とするときに
冠血流を増加させる能力のこと
通常は**3～5倍**

↓

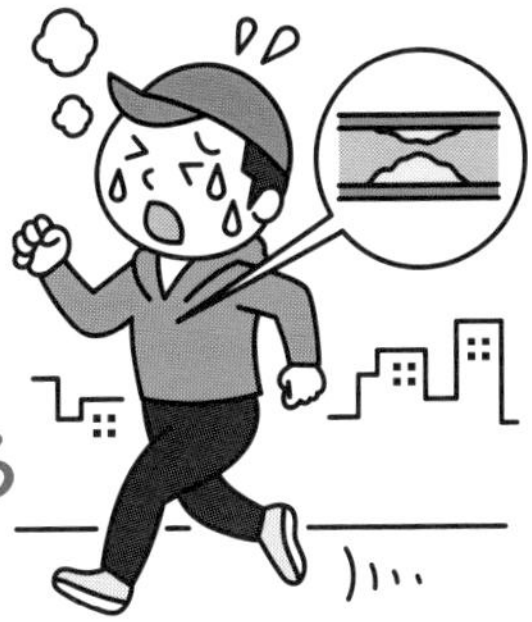

動脈硬化で
血管が狭くなると
冠予備能も**低下する**

↓

心臓に血液（酸素）を
十分供給できない

↓

狭心症が起こる

狭心症はどれ位血管が狭くなると起こる？

水道のホースを指で押さえると水の出が悪くなるのと同じで、冠動脈の血管壁にプラークがたまって狭くなると血流が悪くなり、心臓に十分な血液を送り届けられなくなります。

走ったり、階段を駆け上がったりして、血液がたくさん必要なときに、**血管が狭くなっていると、心臓の筋肉に酸素が運ばれず、急に胸が苦しくなって、労作性の狭心症を起こす**人が多いのです。

血管は悪玉コレステロールによるプラークなどが原因でだんだん狭くなっていきます。では、血管が全く狭くなっていない（血液の通り道が完全に確保された）正常な状態を１００％とした場合、**どの程度まで冠動脈が狭くなると狭心症が起こりやすくなるのでしょうか？**

① 25％狭くなった血管（直径75％のときの血流）
② 50％狭くなった血管（直径50％のときの血流）
③ 75％狭くなった血管（直径25％のときの血流）
④ 90％狭くなった血管（直径10％のときの血流）

皆さんも一緒に考えてみてください（答えはＰ44）。

Question

この中で狭心症を起こしやすくなるのは何%狭くなった血管からでしょうか？

（答えは次頁）

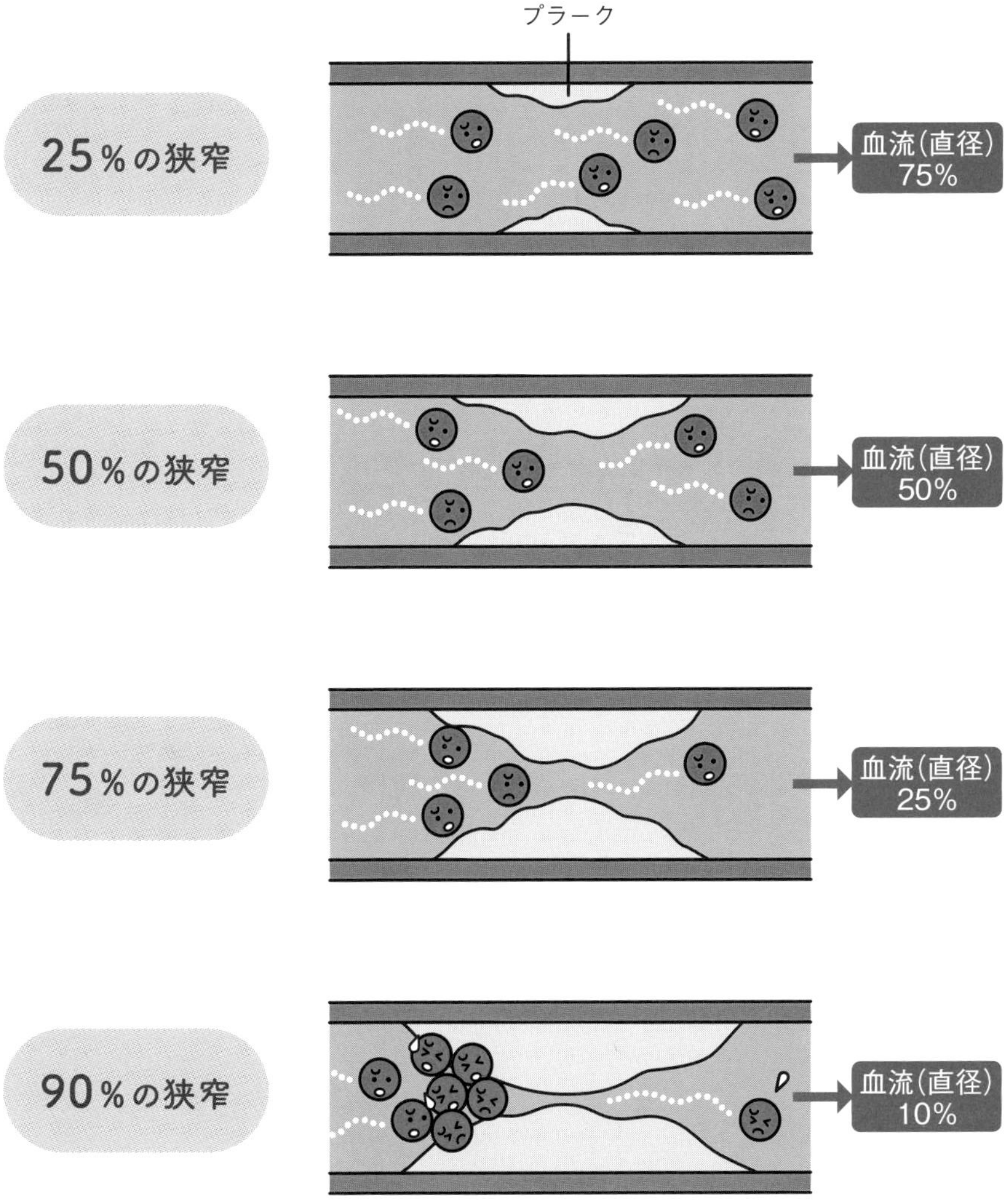

狭心症になるのは90％以上狭窄した血管

前頁の質問「狭心症を起こしやすくなるのは何％狭くなった血管からでしょうか？」の**正解は90％です。**

私の講演会でも、よく同じ質問をして、さすがに25％と答える人は少数派ですが、多くの人が50％か75％と答えます。しかし実際はその程度の狭窄ではまだ発病することは少なく、**血管が90％も狭くなり、血管が通常の10％の直径に制限されて初めて狭心症を起こすのです。**

左頁の表をご覧ください。動脈硬化を起こしていない狭窄度0％の冠動脈は、運動して多くの血中酸素が必要になっても、冠予備能のおかげで通常の約4倍も血液の量を増やせるので問題ありません。

狭窄度25％、50％でも冠予備能はほとんど変わりませんが、その後緩やかに下降しはじめます。狭窄度75％で血流量が25％になっても、冠予備能は約2・5倍、つまり運動時も血液量を2・5倍増やせるので、まだ大丈夫です。**しかし狭窄度90％ぐらいになると、一気に冠予備能が落ち、狭心症の危険ゾーンに突入します。**

ただし、狭心症の中でも運動時ではなく、安静時に発作が起こる「冠攣縮性狭心症」（Ｐ38）の場合、血管の狭窄度に関係なく起こるので注意しましょう。

Answer

冠予備能のおかげで、血管が90%狭窄するまで狭心症は起こらない

【冠予備能と冠動脈狭窄度】

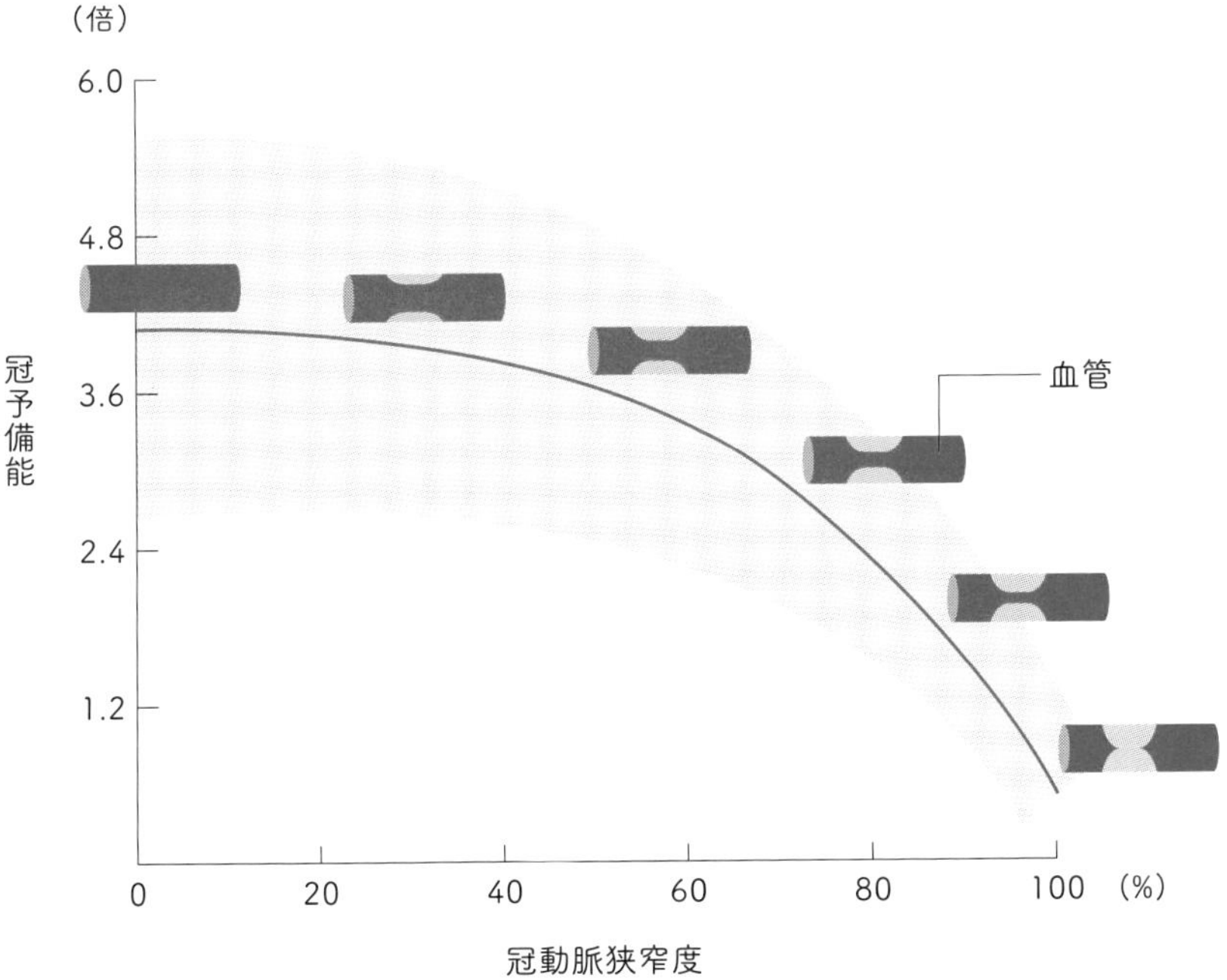

(出典)著者調べ

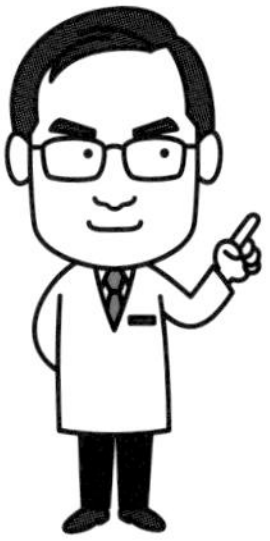

縦軸はP40～41で紹介した冠予備能(運動時に冠動脈の血流をどのくらい増やせるかの指標)、横軸は冠動脈がどのくらい狭くなっているかを示しています。血管が90％狭くなると、冠予備能も一気に低下し、狭心症を起こしやすくなります。

狭くなった血管を広げるバルーン治療

狭心症の発作が起きたときは「ニトログリセリン」という薬を舌の下に入れて安静にしていると大体数分で落ち着いてきます。狭心症のある患者さんはこのニトログリセリンを処方してもらい、常に携帯するといいでしょう。

さらに、**プラークによって狭くなった血管を広げる「カテーテル治療」**を行う場合もあります。再び血液が十分に流れるように回復させるためです。私も東京医大病院で心臓カテーテル治療を行っていました。

まず最初に足の付け根や手首、ひじなどの動脈から直径2ミリくらいの細い管（カテーテル）を心臓近くまで挿入し、冠動脈を映し出す検査をします。

カテーテル治療には二種類あって、1つめの**「バルーン拡張術」**の場合、先端にバルーン（風船）をつけた極細のカテーテルを冠動脈に入れます。この**バルーンをふくらませると、狭窄した冠動脈も大きく広がります。**血管が十分に拡張したら、バルーンを抜き取ります。

以前はこのバルーン拡張術が主流でしたが、せっかく冠動脈の狭窄部分が広がっても、一部の患者さんは再狭窄を起こす（再び血管が狭くなってしまう）ことが問題でした。そこで最近は再狭窄を起こしにくい「ステント留置術」が行われるようになりました。この後詳しく見てみましょう。

カテーテル治療①

バルーン拡張術

風船を膨らませて血管狭窄を広げる

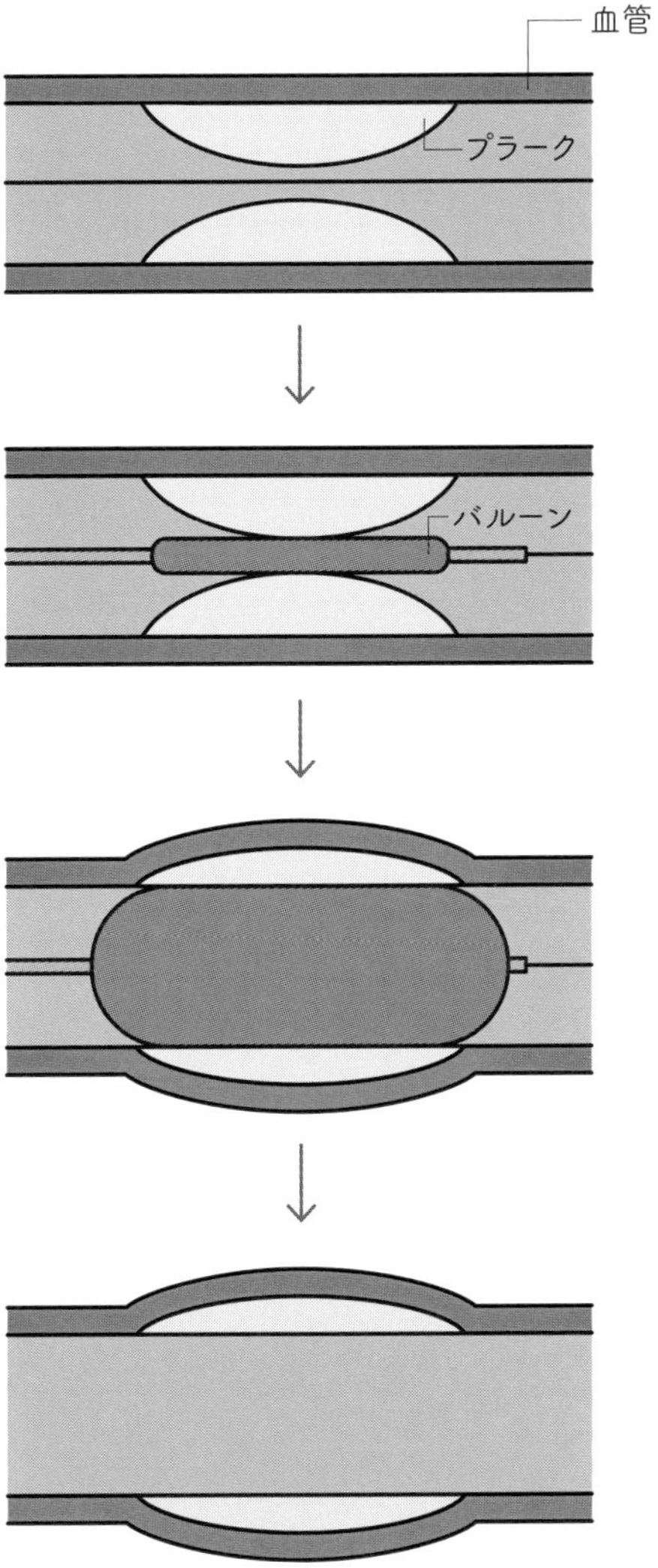

1

細い針金でできたガイドワイヤーを冠動脈の狭窄部に挿入

2

ガイドワイヤーに沿って、バルーンのついたカテーテルを挿入

3

血管が狭くなった部分でバルーンをふくらませ、血管を広げる

4

バルーンを抜いた後も血管狭窄部は広がったまま、血流が改善

再狭窄を起こしにくいステント治療

カテーテル治療の2つめは**「ステント留置術」**。再狭窄を起こしにくいことから最近はこの方法が主流になりました。ステントとは、ステンレスやチタンなどの金属で造られた小さな網目模様のチューブです。

ステント留置術はバルーン拡張術を応用したもので、バルーンカテーテルにステントをかぶせ、足の付け根などの動脈から挿入します。冠動脈の血管狭窄部でバルーンを膨らませると、かぶせたステントも広がって、血管の内壁を押し広げます。バルーンを抜きとると、ステントだけが残り、内部から血管を支えて、血流を改善するという仕組みです。

バルーン拡張術と違い、**体内に残ったステントがつっかえ棒のように固定されるため、しっかり狭窄部を広げることができます。**最近は、血管の再狭窄を防ぐため、薬液をしみ込ませた新しいステントが開発されました。これによって再狭窄率も従来の半分以下に減りました。

カテーテル治療はバルーン拡張術、ステント留置術のいずれも、局所麻酔で行い、体に小さい穴を開ける程度の傷ですむため、**回復も早いのがメリットです。**入院期間は数日程度で、患者さんの負担も軽くてすむので、高齢者の治療にも適しています。

カテーテル治療②

ステント留置術

体内に残したステントで血管狭窄を広げる

1

細い針金でできたガイドワイヤーを冠動脈の狭窄部に挿入

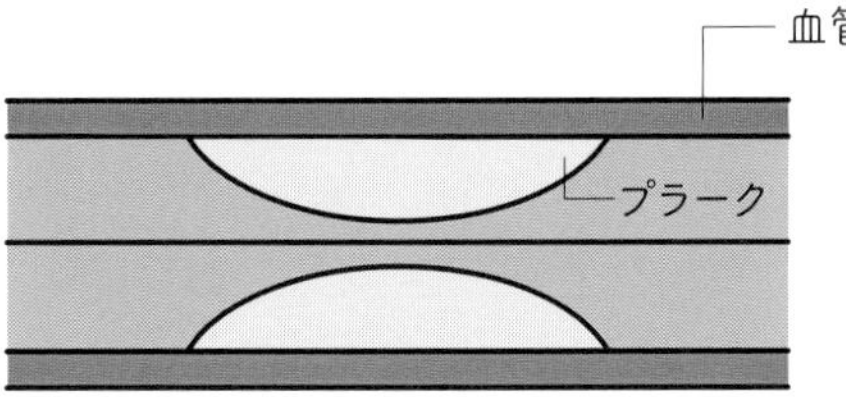

2

ガイドワイヤーに沿ってステントをかぶせたバルーンカテーテルを挿入

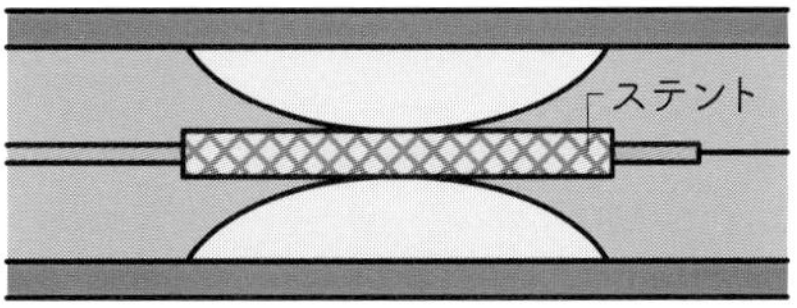

3

バルーンをふくらませると、ステントも広がり、血管を押し広げる

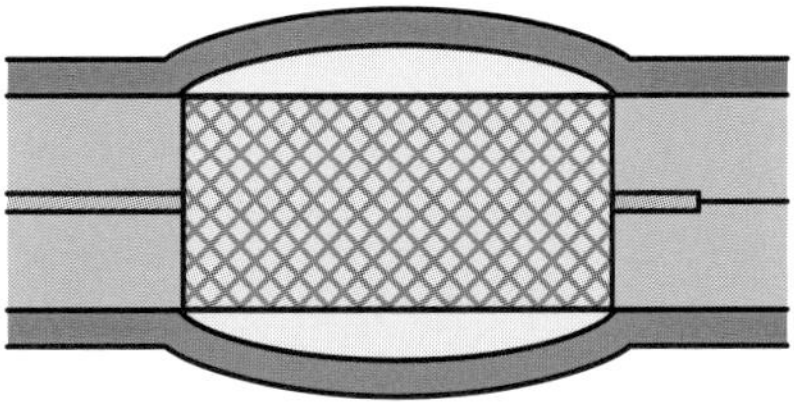

4

バルーンを抜くと、ステントだけが体内に残り、内側から血管を支えて血流を改善

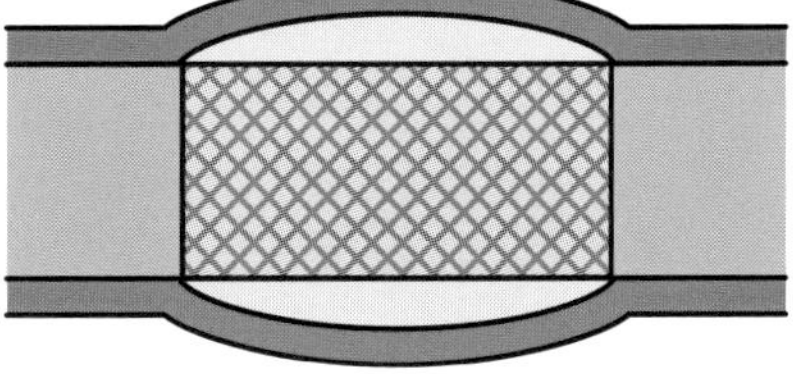

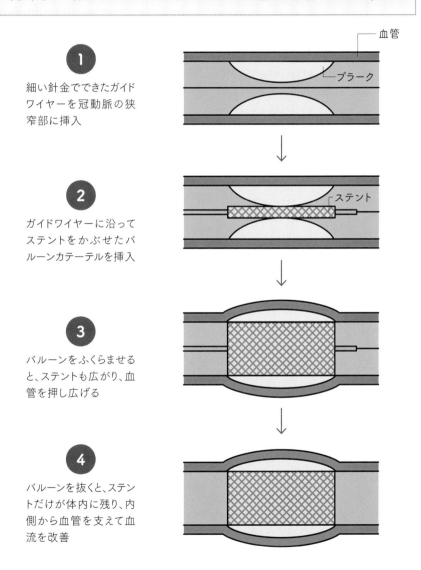

狭窄部を迂回する道を作るバイパス治療

3本の大きな冠動脈のすべてに狭窄があったり、カテーテル治療が困難な場合、**バイパス手術**を行うことになります。これは冠動脈の狭い部分を広げるカテーテル治療と違い、**体の他の部分の血管を使って、狭窄部の前後をつなぐ新たな通路（迂回路＝バイパス）を作る手術**です。狭窄部を通らずに血液が流れるバイパスを作ることで、心臓への血液の供給を増加することができます。バイパスを作るための血管は本人の脚や胸、胃などの血管を使うことが多いです。

以前は心臓をいったん止めて、人工心肺という装置を心臓代わりにして行う手術が主流でしたが、最近は人工心肺装置を使わず、心臓が拍動した状態で行うミッドキャブという方法が開発され、日本でも盛んに行われるようになりました。切開を小さく済ませるため、低侵襲性で回復が早いのがメリットです。

１９７０年代に導入されたこ**の冠動脈バイパス手術は現在、心臓外科で最も多い手術**で、成功率も高く、２０１２年に当時の天皇陛下が受けられたことでも知られています。全身麻酔による開胸手術で、術後は集中治療室に入るため、入院期間は２週間くらいです。

大動脈を使った
冠動脈バイパス手術

内胸動脈(胸の血管)と冠動脈を
バイパスでつないで新たな道を作る

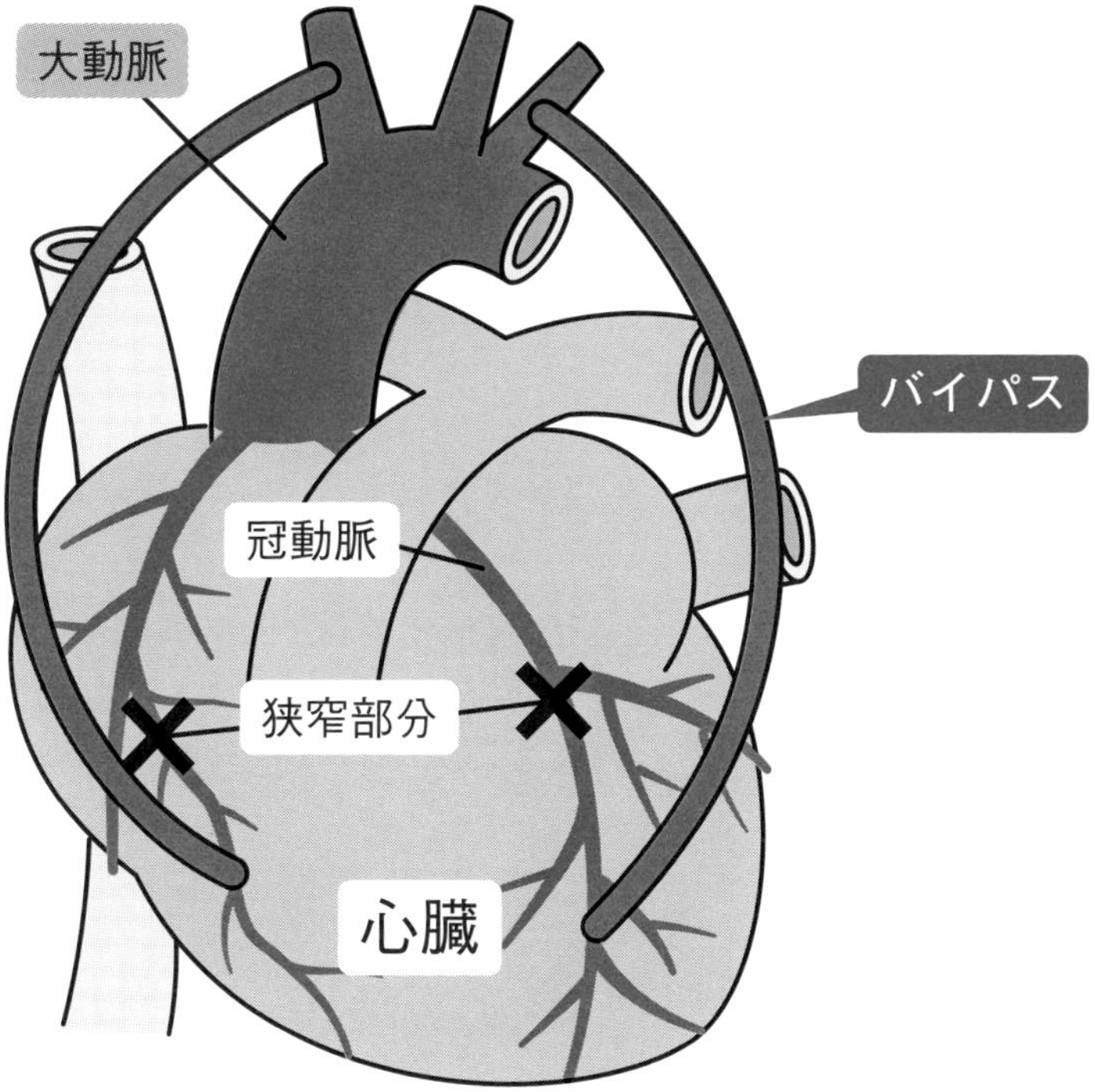

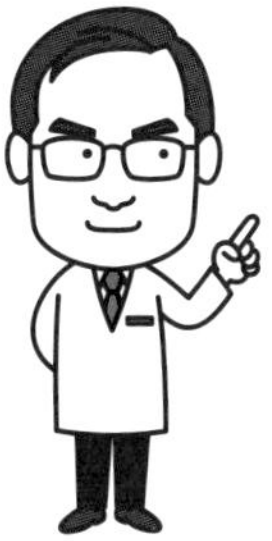

体の他の部分の血管を使った冠動脈バイパス手術。狭窄部を通らずに、血液が流れる新たな迂回路(バイパス)を作ることができます。

突然発症し30％が死に至る「心筋梗塞」

狭心症によく似た病気に心筋梗塞があります。**冠動脈が急に完全にふさがって、血液が流れず、酸素の供給がストップして、その先の心筋細胞が壊死した状態**です。

それまで何の症状もなくピンピンしていた人がある日突然心臓発作に襲われ、ダンプカーで胸を押しつぶされたような、あるいは胸に焼けた火箸を押しあてられたような激しい痛みに襲われてのたうちまわる。冷や汗をかき、息も絶え絶え、この状態が30分以上も続く。これが典型的な心筋梗塞の症状です。恐ろしいですね。ただし高齢者や糖尿病患者は無痛の場合もあります。

心筋梗塞の多くは突然発作に見舞われる急性心筋梗塞です。年間約15万人が発症し、そのうち30％が死に至る恐ろしい病気です。**発症から3時間以内の処置が命を救うゴールデンタイムといわれている**ので、このような症状があれば、躊躇せずすぐに救急車を呼びましょう。今は救急車の中に心電図がありますから、そこで診断もできます。

心筋梗塞の直接の引き金になるのは過度の疲労や激務、睡眠不足、心身の強いストレス、うつ状態、暴飲暴食などです。また、室内外の温度差が激しい冬場は心臓に負担がかかりやすく、発症も増える傾向にあります。

この世のものとは思えない
心筋梗塞の激痛！

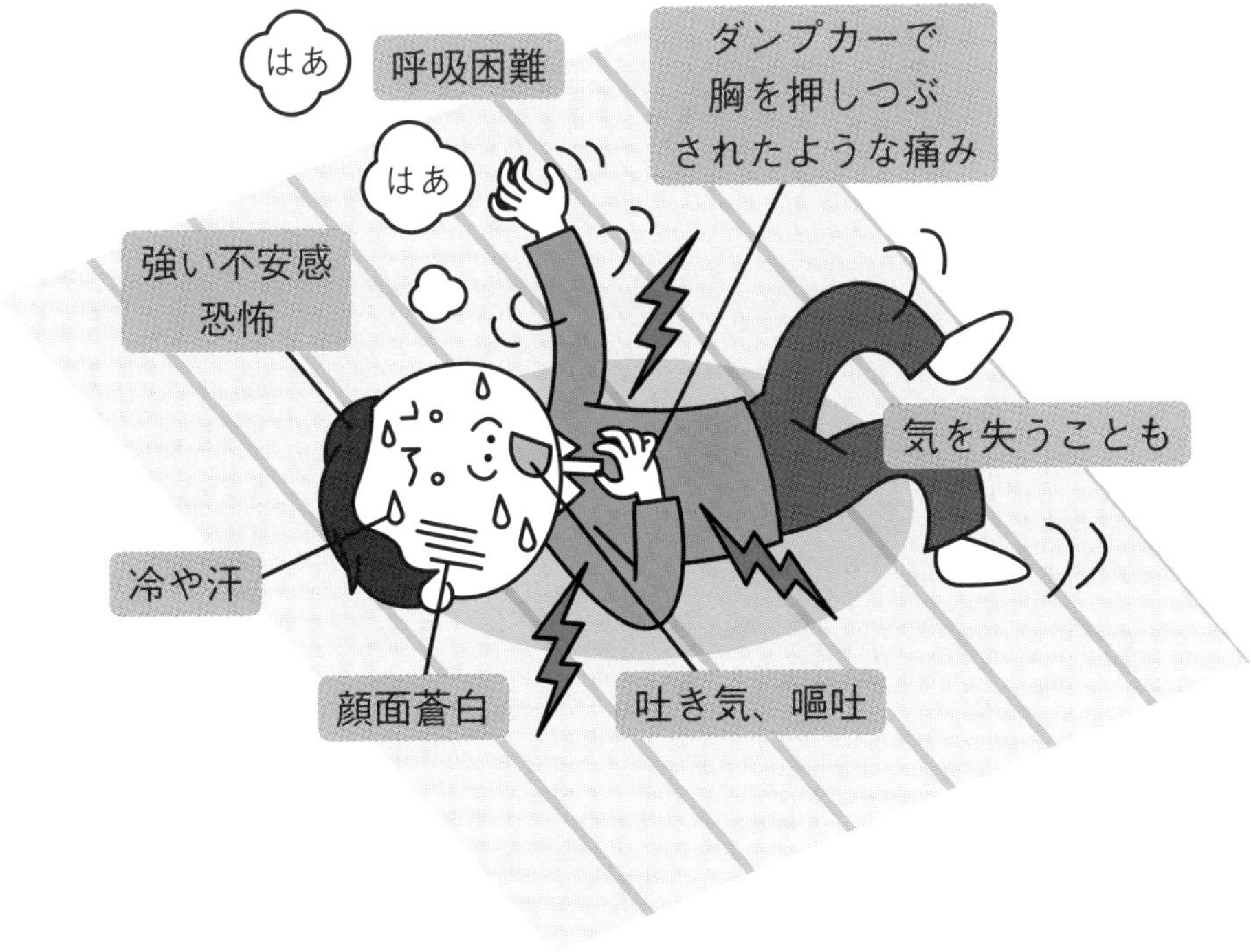
はあ
呼吸困難
ダンプカーで
胸を押しつぶ
されたような痛み
はあ
強い不安感
恐怖
気を失うことも
冷や汗
顔面蒼白
吐き気、嘔吐

心筋梗塞の引き金

- ◉過度の疲労や激務
- ◉睡眠不足
- ◉心身の強いストレス
- ◉うつ状態
- ◉暴飲暴食
- ◉急激な温度変化

狭心症と心筋梗塞はどう違う？

狭心症と心筋梗塞をあわせて**「虚血性心疾患」**とよび、**がん、脳卒中と並ぶ日本人の三大病**のひとつになっています。

虚血性とは、血液が不足しているという意味です。狭心症も心筋梗塞も心臓の筋肉に栄養を届ける冠動脈に血液がいかなくなることで胸の痛みや圧迫感が起こる病気です。

ではこの2つの違いは何でしょうか。

狭心症は冠動脈が挟まった（血流がある）状態ですが、心筋梗塞は冠動脈がふさがった（血流がなくなった）状態です。壊死した心筋はもとに戻らないので、心筋梗塞の方がより重篤といえます。痛みの程度も狭心症の比ではなく、心筋梗塞を起こすとこの世のものとは思えないような激しい痛みを感じるといいます。

狭心症による胸の痛み、圧迫感は安静にしていると、大体10～15分でおさまりますが、心筋梗塞になると、30分以上続き、安静にしてもおさまりません。命にかかわりますので、すぐに救急車を呼んでください。

以前は狭心症が悪化すると心筋梗塞になると考えられていましたが、最近の研究では、狭心症ではない人が突然、心筋梗塞を起こすことも非常に多いことが分かってきました。

15分以内におさまるのが狭心症
激烈な痛みが30分以上続くのが心筋梗塞

【狭心症と心筋梗塞の見分け方】

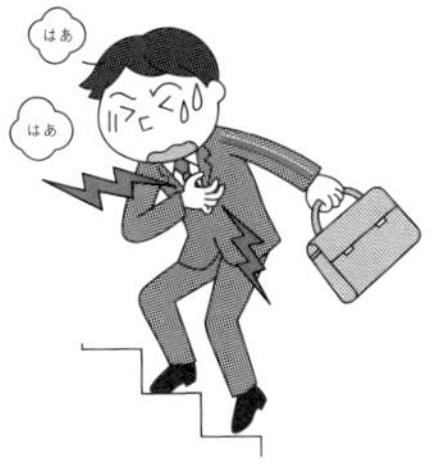

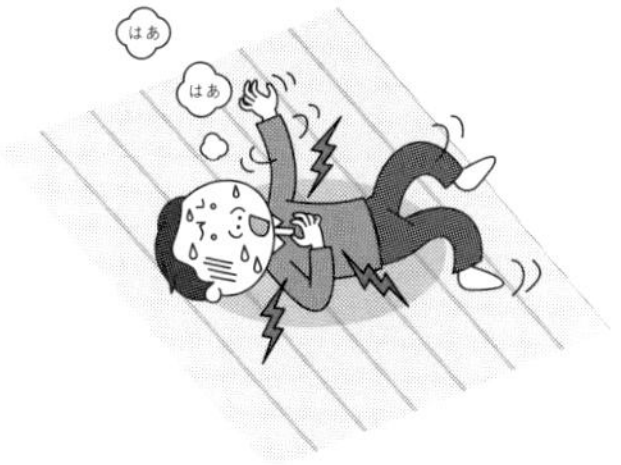

	狭心症	心筋梗塞
胸の痛み	しめつけられるような痛み	焼けつくような激烈な痛み
痛みの出方	徐々に痛みが強くなる	突然痛くなる
持続時間	5〜15分程度でおさまる	強い痛みが30分以上続く
冠動脈	冠動脈が狭くなった状態	冠動脈が完全に塞がれた状態
血流	血流が悪くなる	血流が止まる
心筋	一時的な虚血状態	壊死する
どんな時に発生?	労作時に起こることが多い	労作とは無関係に起こる
回復	安静にすると回復する	安静にしても回復しない
ニトログリセリン	効く	効かない

心筋梗塞の原因はプラークの破裂

ここでは心筋梗塞が発生する仕組みを詳しく見てみましょう。先述した通り、食べすぎや運動不足などが続くと、血管内皮に血液中の脂肪や悪玉コレステロールが付着します。するとマクロファージという細胞がそれらを食べ始め、そのまま血管の内壁に付着して、ぶよぶよとしたプラークを作ります。

何かの拍子にこの**プラークがはがれたり破裂したりすると、その部分を修復するために血小板や白血球が集まってきて、血の塊である「血栓」を作ってしまいます。**すり傷や切り傷で血が出たとき、かさぶたができて血が止まるのと同じ原理です。

この血栓が大きくなって、血管が完全にふさがると、その先の血流が途絶え、酸素の供給がストップして、心筋細胞が壊死してしまいます。これが心臓の回りの冠動脈に起きるのが心筋梗塞、脳の動脈で起これば脳梗塞です。心臓にできた血栓が脳に飛ぶこともあります。

不摂生な生活を続けて、脂肪やコレステロールが多いドロドロ血液になると、血流が悪く、血栓ができやすい状態に。血管は全身に通っているので、どこに血栓ができるかは予測できません。心臓や脳に血栓ができて突然死を招かないように、日頃から健康的な生活を送ることが大切です。

プラークが破れてできた血栓が血管を詰まらせる

【心筋梗塞発生のしくみ】

1
LDLコレステロールが血管内にたまり、プラークを作る

2
プラークに傷がついて破れる

3
修復するために血小板や白血球が集まる

4
血栓ができて血管を詰まらせ、血流が途絶え、心筋梗塞が発生

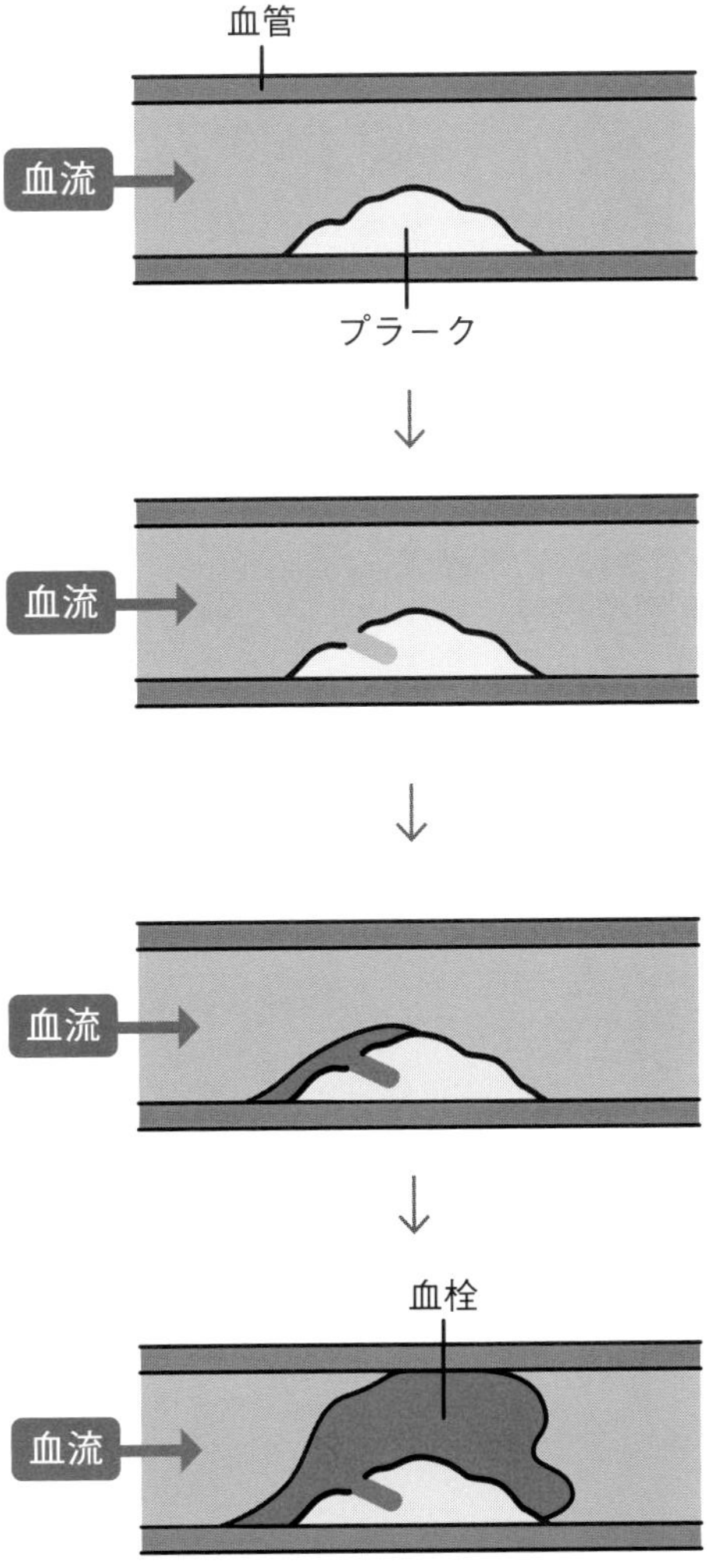

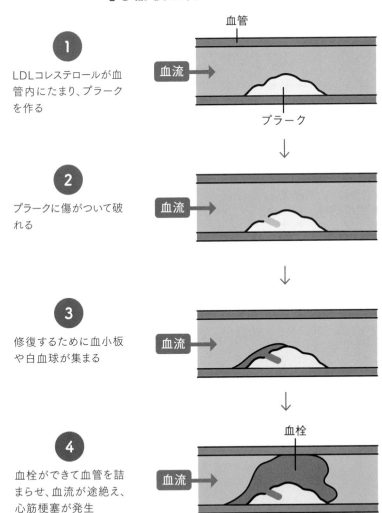

止まった血流を再開通させる再灌流療法

ここでは急性心筋梗塞の治療法についてみていきます。心筋梗塞を起こしたときはすぐに**救急車で冠疾患集中治療室（CCU）のある病院に運んでもらいましょう。**冠動脈造影検査で血管の詰まっている場所を見つけたら、止まってしまった冠動脈の血流を再び開通させる「再灌《かん》流療法」を行います。

この方法は発症後、可能な限り迅速に行うことが重要です。1時間以内に行うのが理想的で、6時間以内に行えば、梗塞範囲の縮小が見込めるといわれています。

血流を再開通させる方法には、血栓と溶かす薬を注射する**血栓溶解療法**と、閉塞部にバルーンを入れて膨らませる**冠動脈形成術（PTCA）**があり、金属製のステントを血管内に留置する場合もあります。以前はステントを入れると再び血栓ができることもありましたが、最近はそれを抑えるいい薬が開発されています。

再灌流療法が終わったあともCCUで数日間、集中治療を行い、その後は一般病棟でなるべく早く心臓リハビリテーションを始めます。2～3週間で退院した後もリハビリを続けますが、再発を防ぐには、生活習慣の改善も非常に大切です。

急性心筋梗塞を発症したら

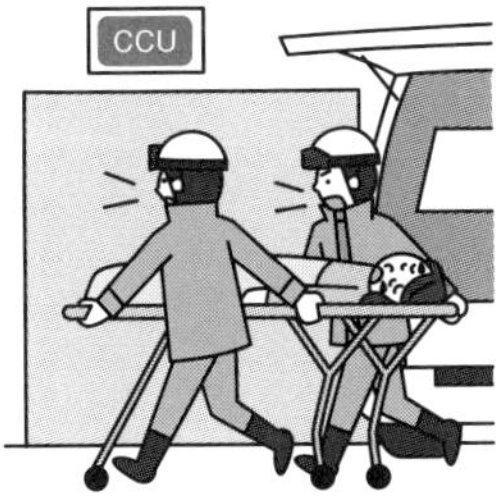

まずは**119番**
（その間、心臓マッサージ、
AEDなどで救急処置）

↓

冠疾患集中治療室（CCU）
のある病院へ

↓

冠動脈造影検査ほか、各検査

↓

再灌流療法
（血栓溶解療法、冠動脈形成術など）

↓

心臓リハビリテーション

↓

2～3週間で退院
その後もリハビリを続ける

それほど狭窄していない血管が実は危険

心筋梗塞は動脈硬化で冠動脈が狭くなり、血栓ができることで血流が途絶え、心臓が酸素不足になって起こります。P42～45で狭心症になりやすいのは90％狭窄した血管（血流が従来の10％）だと述べました。

では、**心筋梗塞になりやすいのは何％狭くなった血管だと思いますか？** 75％？90％？普通はそう思いますよね。

実は心筋梗塞を起こすのは狭くなっていない血管なのです。一番危険なのは25％ほど狭くなった状態。この程度なら大丈夫だろうと油断しがちですが、このくらいが一番危ないのです。

左の表は心筋梗塞と冠動脈の狭窄度の関係を調べたものですが、**心筋梗塞を起こした患者さんの約6割が25％未満の狭窄度だった**という驚くべき結果が出ています。90％も狭窄して、狭心症を起こすような血管はかえって心筋梗塞を起こしにくいことがわかります。

90％も冠動脈が狭くなっている人はそれほどいませんが、25％程度狭窄している人は大勢います。**ある日突然心筋梗塞を起こす危険は誰にでもある**と言えるでしょう。

心筋梗塞を一番起こしやすいのは狭窄度25%以内の血管だった！

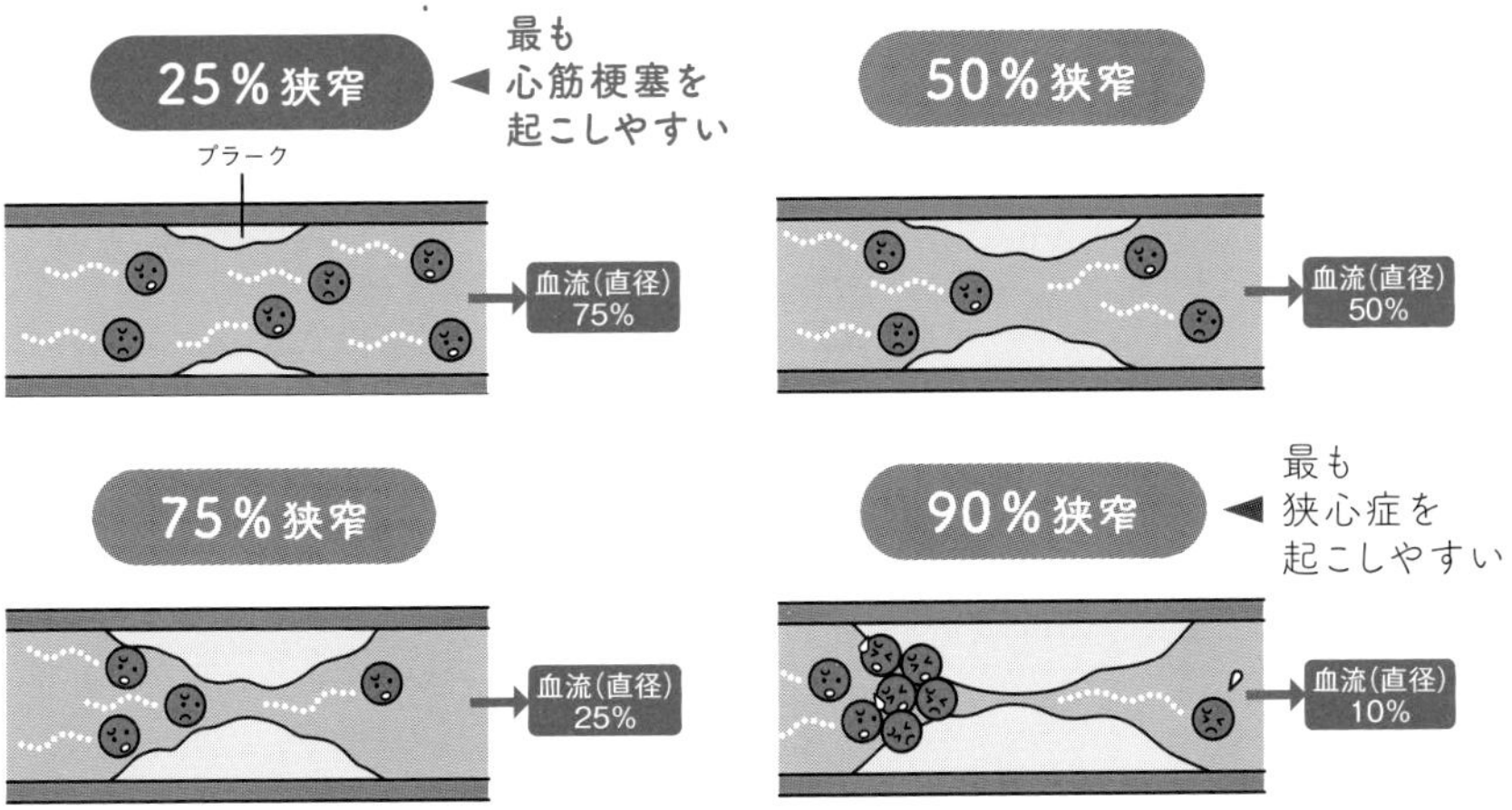

【急性心筋梗塞発症前の冠動脈狭窄度】

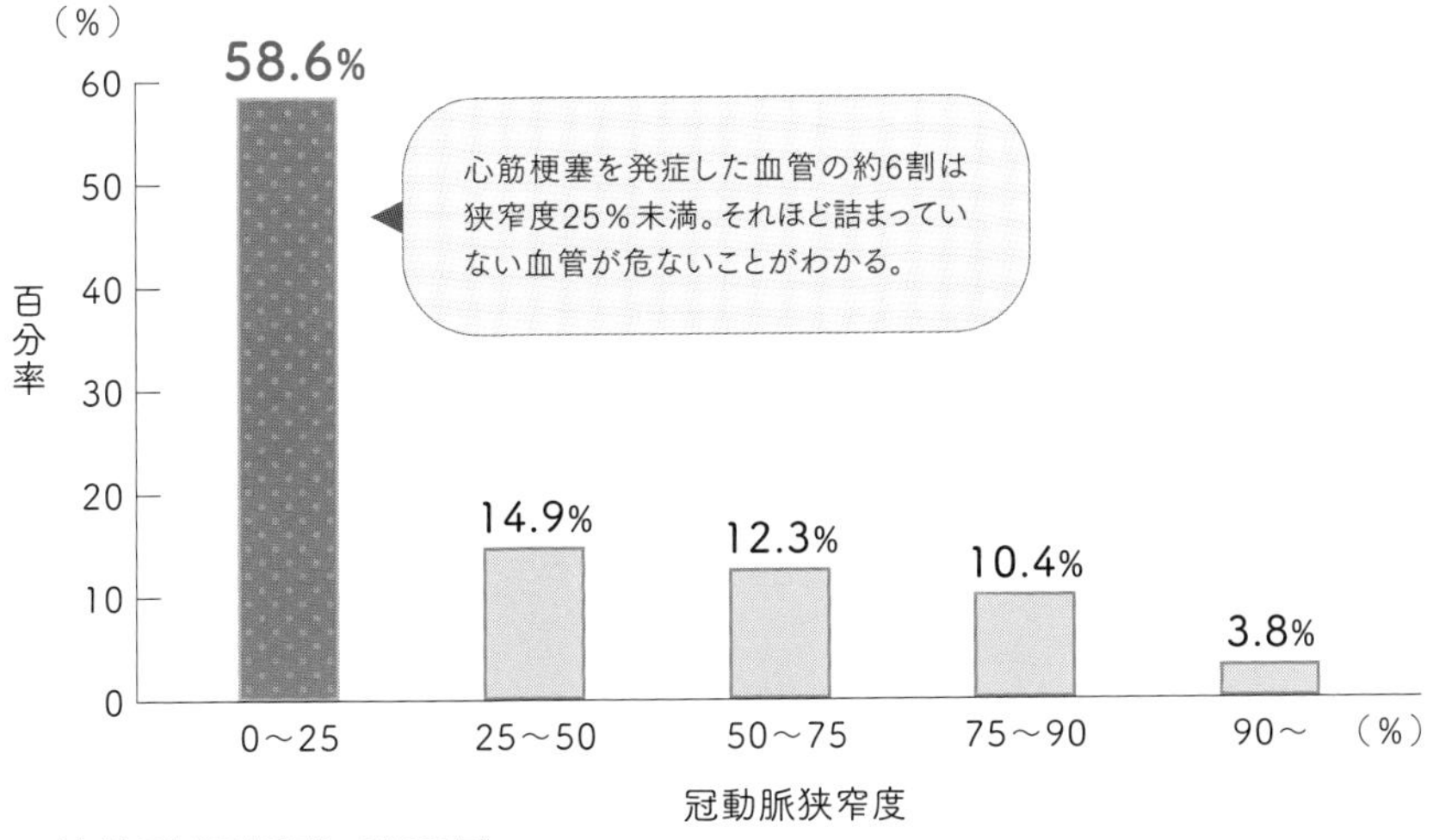

(出典)厚生省研究班7指―3(1998年)

狭心症が進行して心筋梗塞になるの？

昔は私を含め、多くの医師は心筋梗塞は狭心症が進行して起こると思っていました。しかしある国際学会で実は心筋梗塞を起こしやすいのは狭窄度25％程度のさほど詰まっていない血管だと聞いて驚きました。確かに狭心症で冠動脈が90％狭窄し、拡張療法の手術もしなかった患者さんを1年後に検査して、もう完全に血管が詰まっているのに、心筋梗塞にはなっていない方もいました。

これはどういうことかというと、**血管が90％も狭くなると、自分の血管の上流から下流でバイパスを作ったり、他の2本の血管が伸びてきて、血液の流れを助けるのです。これを「側副血行路《そくふくけっこうろ》」と言います。**大事な血管が詰まっていても、別の回路から血液を送って応援してくれるので、心筋梗塞を起こさずにすむこともあるのです。

逆に狭窄が25％程度だと、体もまだ大丈夫だと油断しているうちに、突然プラークが破裂して血栓により動脈をふさぎ、心筋梗塞を起こしてしまうのです。**では、25％狭窄の血管より90％の方がよいのでしょうか？**

そもそも90％の狭窄がある人は全身にプラークができている可能性が高く、中には狭窄度が25％や50％の箇所もあるでしょう。いずれにしても、血管が9割詰まるまで放っておかず、早い段階から生活改善に取り組むことが大切です。

詰まった血管を応援するバイパス「側副血行路」

【血管お助け隊、側副血行路ができるしくみ】

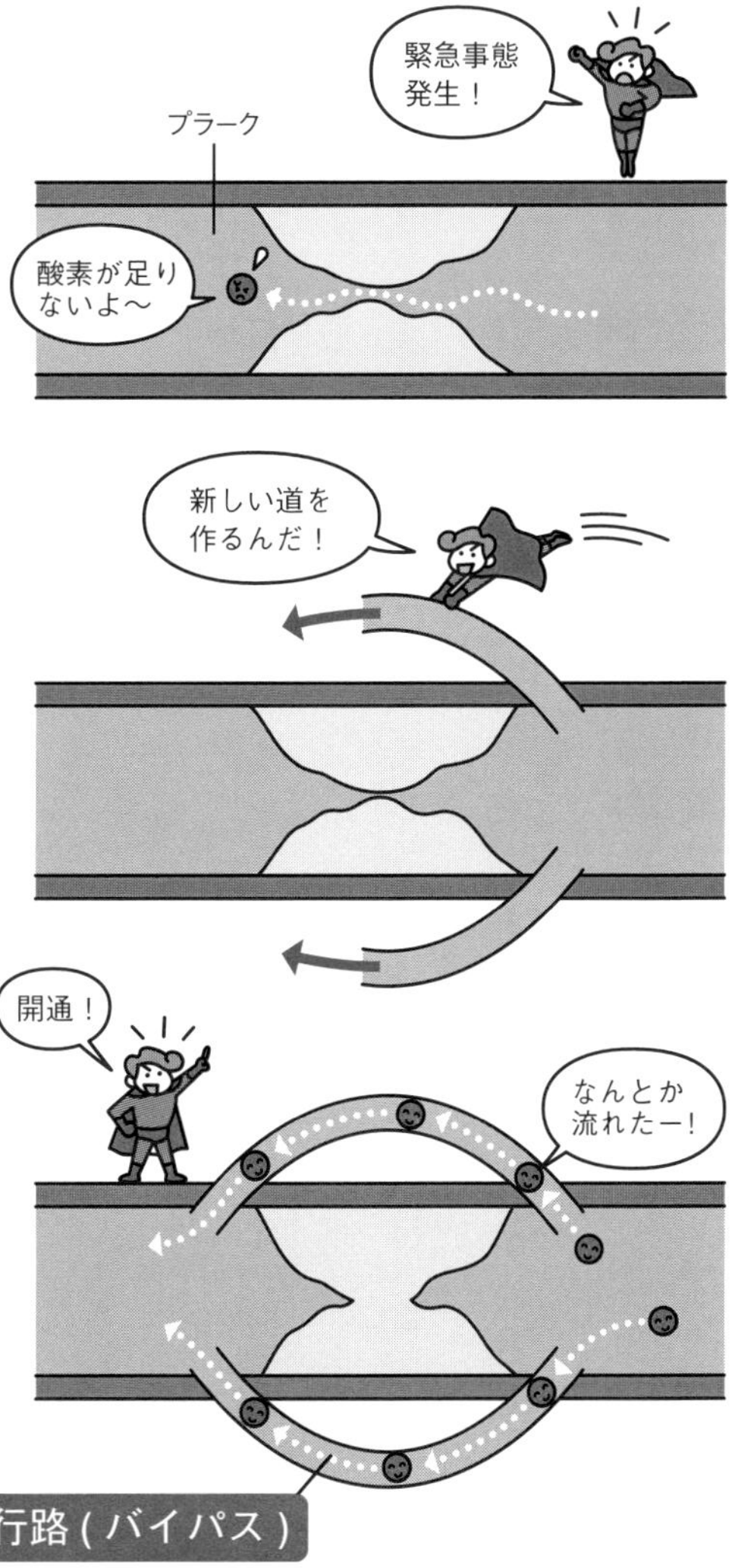

プラークで血管が狭窄し、ふさがりそうになると、体が危機を察知！

↓

詰まった箇所を補うように、別の迂回路が自然にできていき

↓

側副血行路完成！血流が改善する。

心筋梗塞は心臓ではなく血管の病気

私は心臓の専門医として長年心臓病の研究をしている中であることに気づきました。実は心筋梗塞は心臓の悪い人がかかる病気ではありません。血管の病気だったんです。

心臓のポンプは全長10万kmの血管に毎日10万回血液を送り出しています。この心臓の筋肉に酸素と栄養を与えているのは大動脈からつながった冠動脈です。**心臓は全く問題なく動いていたのに、心臓の表面にあって心臓に血液を送っていた冠動脈の血管が心臓の筋肉に血液を送り届けない。**だからその先の筋肉が梗塞を起こすのです。

結果的にダメージを受けるのは心臓ですが、**もともと心臓が悪いわけではなく、悪いのは血管なのです。**同様に脳梗塞の場合も悪いのは脳ではなく、脳に血液を送っていた血管なのです。

血管は全身に通っていますから、どこがダメージを受けるか分かりません。たまたま心臓につながる血管が詰まったら、その日からその人は心臓の悪い人になります。糖尿病や高血圧、脂質異常症などがあると、血管がもろくなり、梗塞を起こしやすくなります。逆にいえば、血管を健康に保つことで、突然死につながる心筋梗塞や脳梗塞は防げるのです。

実はこれらは全て血管の病気です。

【血管が原因で起こる主な病気】

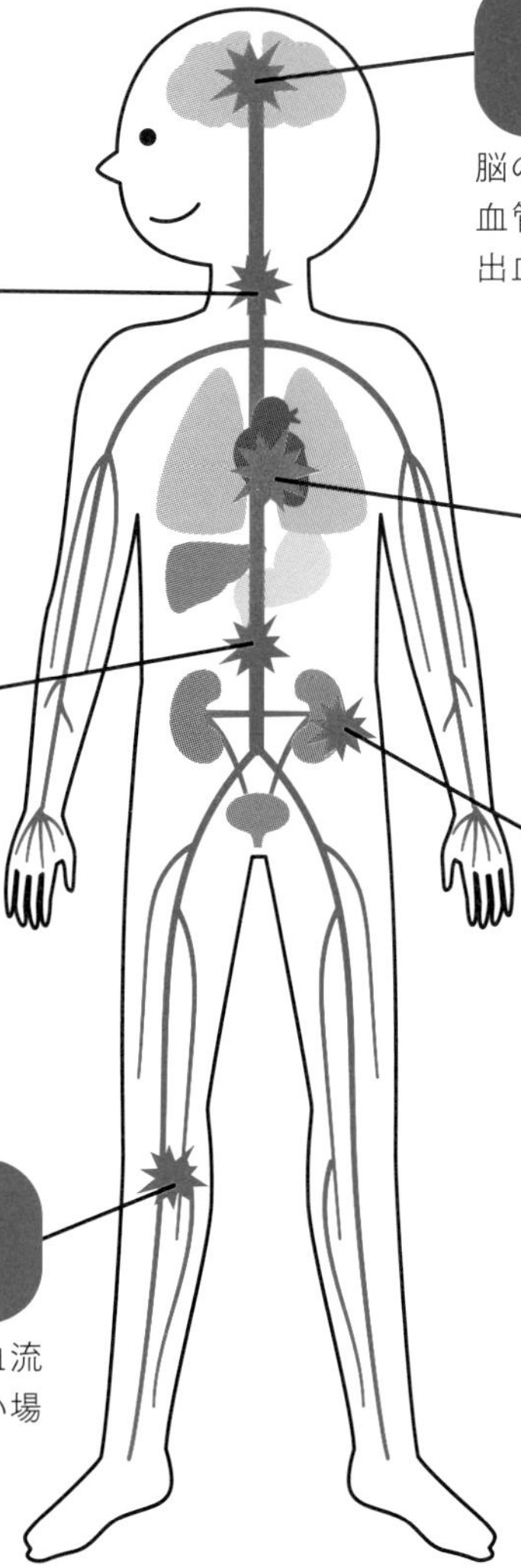

脳梗塞、脳出血
くも膜下出血

脳の血管が詰まると脳梗塞、血管が破れて出血すると脳出血やくも膜下出血に。

頸動脈狭窄症

首の頸動脈が動脈硬化で狭窄した状態。脳梗塞の引き金になりやすい。

狭心症
心筋梗塞

冠動脈が狭窄すると狭心症、さらに血管が詰まると心筋梗塞に。

大動脈瘤
大動脈解離

大動脈の血管壁がこぶのようにふくらむと大動脈瘤、血管内部に亀裂ができて剥離すると大動脈解離に。

腎硬化症

高血圧で腎臓の血管が動脈硬化を起こした状態。心筋梗塞や脳梗塞の原因になりやすい。

閉塞性動脈硬化症

脚の血管が動脈硬化で血流障害を起こした状態。ひどい場合は脚を切断することも。

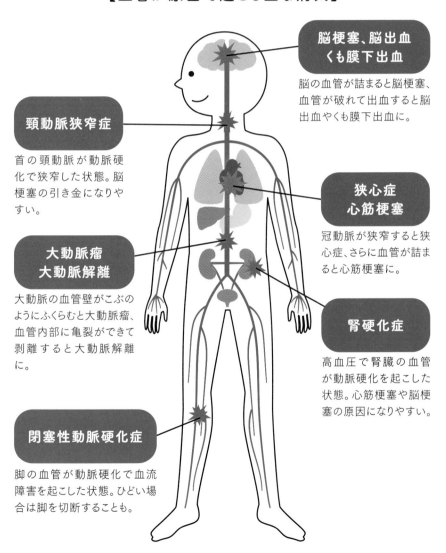

血管の病気は「サイレントキラー」

心筋梗塞を起こすと、この世のものとは思えない痛みを感じるといいます。**実はこれは血管が詰まった箇所の傷みではありません。**血栓ができて、その先に血液がいかなくなるので、**心臓の筋肉が酸欠になって痛むのです。**要するに首を絞められた状態と同じです。首を絞められた時も首が痛いわけではなく、その先に血液がいかなくなるから苦しいのです。

では心筋梗塞を起こす前、血管に悪玉コレステロールがたまって動脈硬化を起こしたときには痛みを感じないのでしょうか。

血管は動脈も静脈も内膜、中膜、外膜という3層構造になっています。血管の外膜には知覚神経が張り巡らされていますが、プラークができる血管の内膜には全く知覚神経がありません。どんなに傷つき、プラークができていても何も感じないのです。つまり、**心筋梗塞などの血管の病気は発生するまで何も症状を出さず、不調を教えてくれないのです。**まさに「サイレントキラー」、静かなる殺人者というわけです。起こしたときにはもう命の危険が迫っています。

ですから、**心筋梗塞は知識で防ぐ病気です。声なき血管の声を聞いて、自分で痛みを感じ取り、自分で防がなければいけないのです。**その方法を2章以降で見ていきましょう。

【心筋梗塞を起こした心臓と冠動脈】

心筋梗塞で痛むのは、血管ではなく心筋

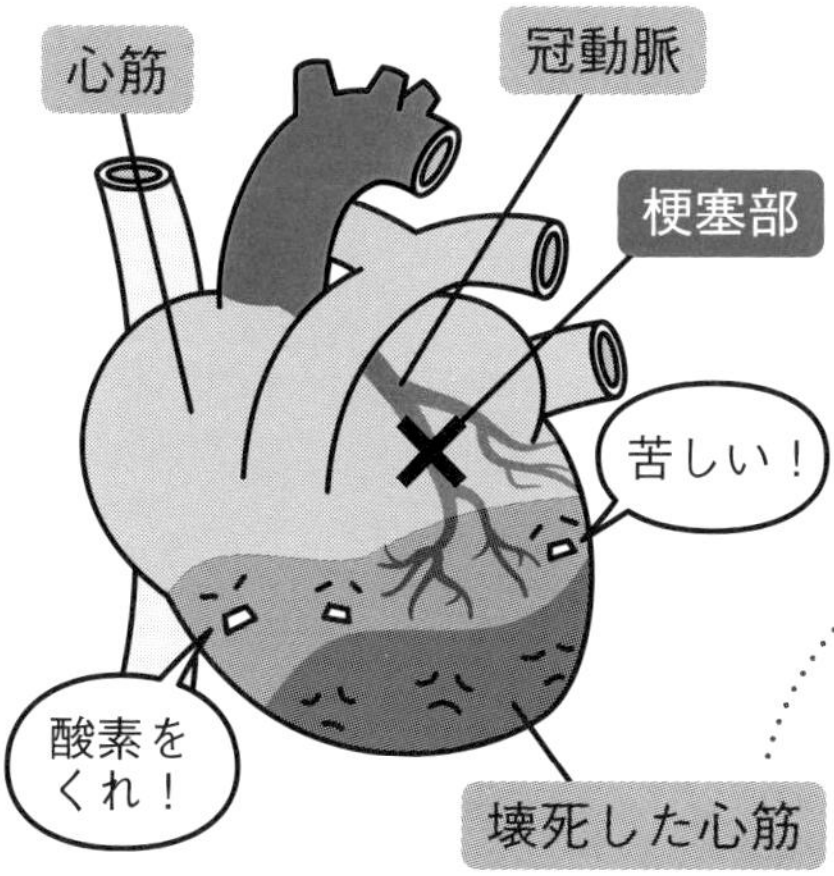

心臓の筋肉に血液が流れなくなり、
酸素不足になって心筋細胞が壊死

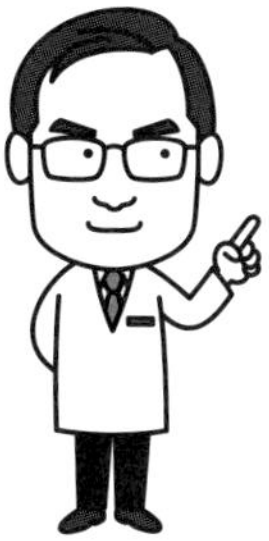

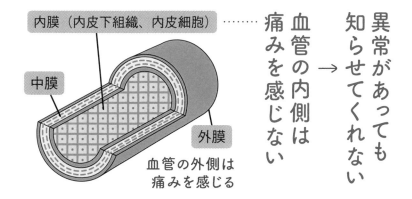

心筋梗塞は血管の梗塞した部分が痛いわけではなく、その先に血液が流れなくなることで、心臓の筋肉が痛みます。そして時間とともに心筋細胞の壊死が進行します。

【血管の構造】

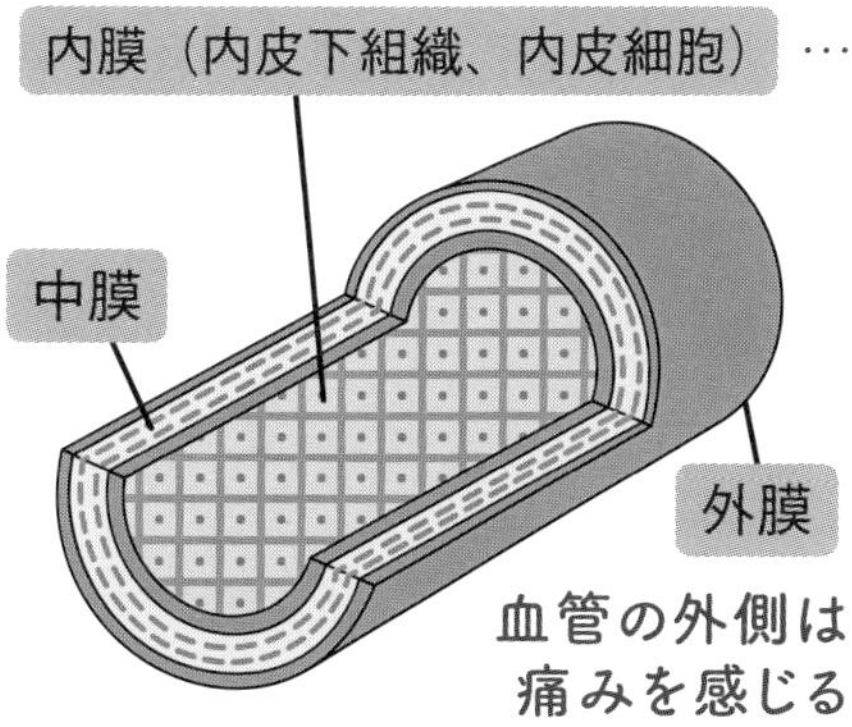

血管の内側は痛みを感じない → 異常があっても知らせてくれない

心肺停止の松村邦洋さんを救ったＡＥＤ

２００９年の東京マラソンでお笑いタレントの松村邦洋さんがレース中に急性心筋梗塞で倒れ、ＡＥＤによって一命をとりとめたニュースが話題になりました。約１００kgの体重ながら、体調もよく、フルマラソン挑戦は４回目。レース開始後、順調に走っていた松村さんは約15㎞地点でコースに突然倒れこみました。口から泡をふき、顔は真っ青、意識不明の心肺停止状態。**急性心筋梗塞による心室細動**（心臓の筋肉が細かく震えて全身に血液を送り出せない状態）が原因でした。

幸いＡＥＤを持ったスタッフが伴走していて、**すぐに救急処置を行い、ＡＥＤの電気ショックで意識を回復**、その後病院に搬送されました。処置が早かったので助かりましたが、一歩間違えば命にかかわるところです。

この出来事をきっかけに、最近はマラソン大会の会場をはじめ、全国のスポーツ施設や劇場などにもＡＥＤを置くようになりました。万一の事態に備えて、誰もがＡＥＤを使えるようにしておくことが大切です。

心臓停止では3分間、呼吸停止では10分間放置されると死亡率が5割を超すともいわれています。ＡＥＤは専門知識がなくても、誰でも簡単に使えます。この後、詳しく見ていきましょう。

マラソン中の急性心筋梗塞！AEDがなかったら…

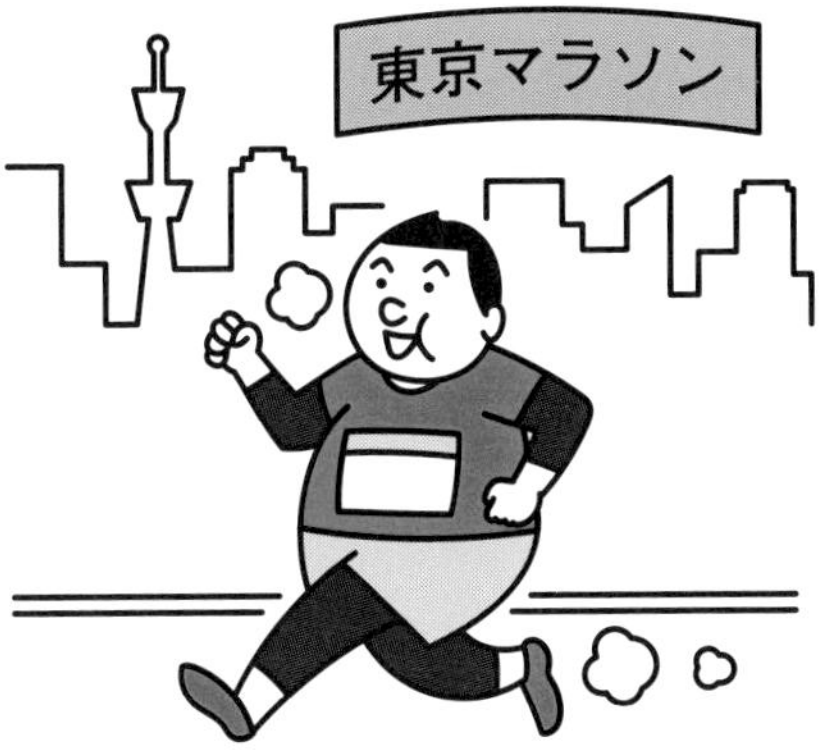

マラソン大会当日、
快調にスタート

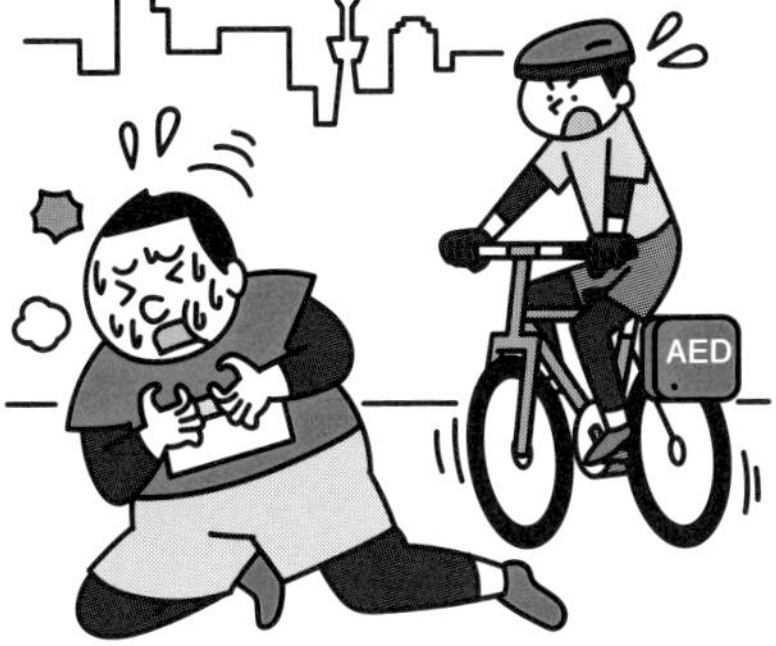

急性心筋梗塞で倒れて心肺停止に！AEDを持ったスタッフが駆けつける

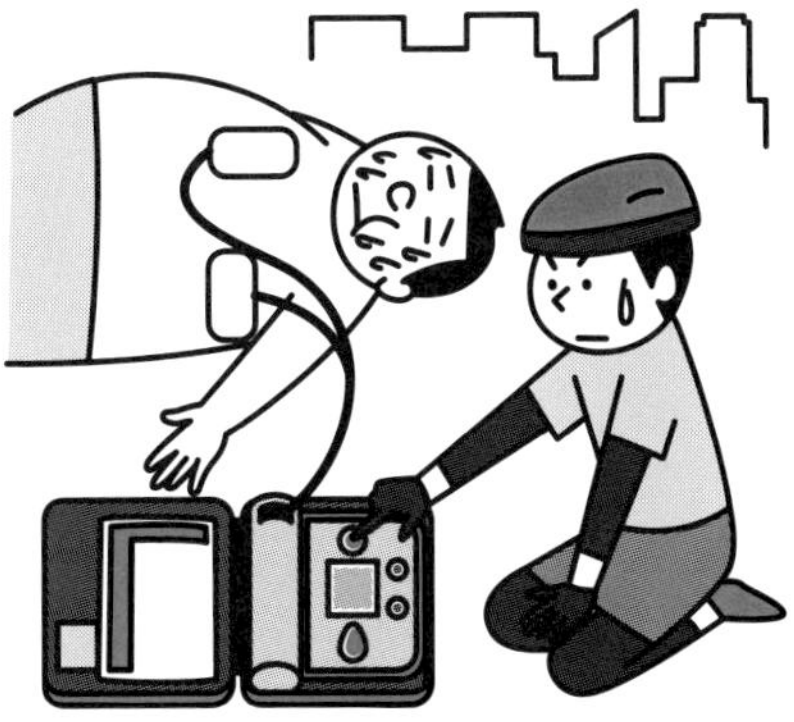

すぐに電気ショックで救命措置をして意識を回復。AEDがなければ命が危なかった！

あなたの勇気と応急手当が命を救う！

道端に倒れて意識を失った人を見つけたら、あなたはどうしますか？　声をかける？　救急車を呼ぶ？　もちろんそれも必要ですが、心停止の応急処置は一分一秒を争います。**救急車を待っていると、助かる可能性がどんどん低下していきます。**

まず大声で人を呼んで、119番通報とAEDの手配を頼みましょう。それらを待つ間、心臓マッサージをすることも非常に重要です。少し勇気がいりますが、素人でも簡単にできます。詳しくはP72〜74の解説を見てください。

自分のやり方が悪くて、もしも亡くなってしまったらどうしようと、不安になりますが、胸骨圧迫で悪化することはありません。絶対に悪いことは起こらないので安心してください。**呼吸が止まった人を放っておいたらまず助かりませんが、心臓マッサージをすれば助かる可能性もあります。**

もう30年以上前のことですが、私が自治医大の循環器内科で細田嵯一教授のご指導を受けていた時、医療スタッフに心臓マッサージ教える係をやっていました。東京に戻った時に義父の織畑秀夫（当時、東京女子医大一般外科教授で日本救急医学会、日本医学教育学会の会長を務めていた）から、一般の人でも救急蘇生法ができるようにするにはどうしたらよいだろうと相談を受け、「基本的な手技を教えた上で、何しろ救急蘇生はためらわずにやった方が良い、そしてやったことに関しては決して批判されないと伝えることが大切」と答えたのを思い出します。

このような大変な状況では誰しも、うまくできなかったらどうしよう、ミスをして助からなかったらどうしようと思うものです。しかし、**やらなければ確実に死に至る人が、自分の救急蘇生によって助かるかもしれないと思って、勇気を出して行動することが必要なのです。**

「心臓マッサージ」と呼ばれていますが、開胸して心臓をつかんで直接マッサージをしない限り、胸部圧迫をしても心臓は揉まれたりはしません。胸部圧迫蘇生法で胸を押すと、血液が胸部の外に出て行き、手を離すと押し出された血液が胸部に戻ってくる。そしてまた胸部を圧迫すると、血液が胸部の外に出てゆく、というように血液を循環させているのです。つまりマッサージ中は胸部の圧迫している部分がポンプとなって、血液を循環させているのです。

心臓マッサージと聞くと大変な作業のようですが、この時心臓は血管の一部として、血液を通過させているだけにすぎません。決して難しい作業ではなく、あなたの少しの勇気があれば大丈夫。倒れた人に声をかけても反応がなかったら、迅速に行動を起こしてください。

いざ！というときに覚えておきたい
心臓マッサージとAEDの使い方

Step 1　まずは119番とAEDの手配

1 反応の確認

道端で倒れている人を見つけたら、肩をたたき、「どうしました？」「大丈夫ですか？」と耳元で呼びかけます。

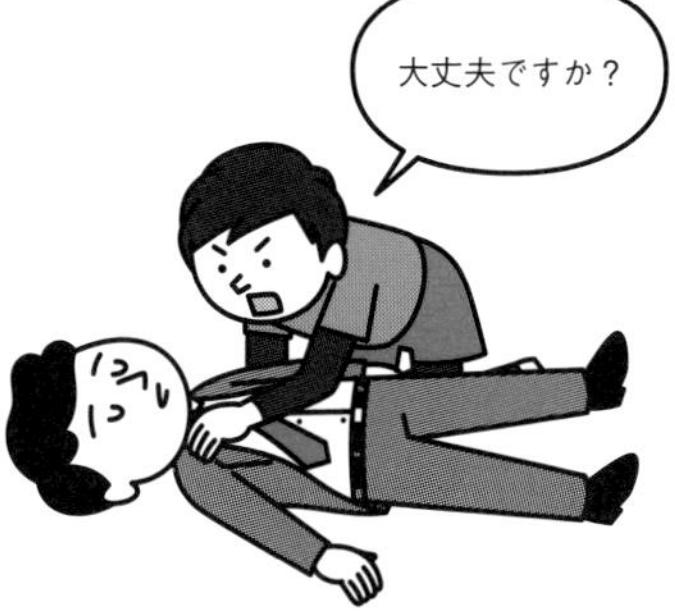
大丈夫ですか？

↓

2 119番通報とAEDの要請

反応がなければ、大声で周囲の人に助けを求め、119番通報とAEDを持ってきてもらうように頼みます。誰もいない場合は自分で行います。

※AEDは全国の駅や公共施設、商業施設などに約60万台設置されており、ネットで簡単に調べられます。119番通報の際に聞くのもいいでしょう。

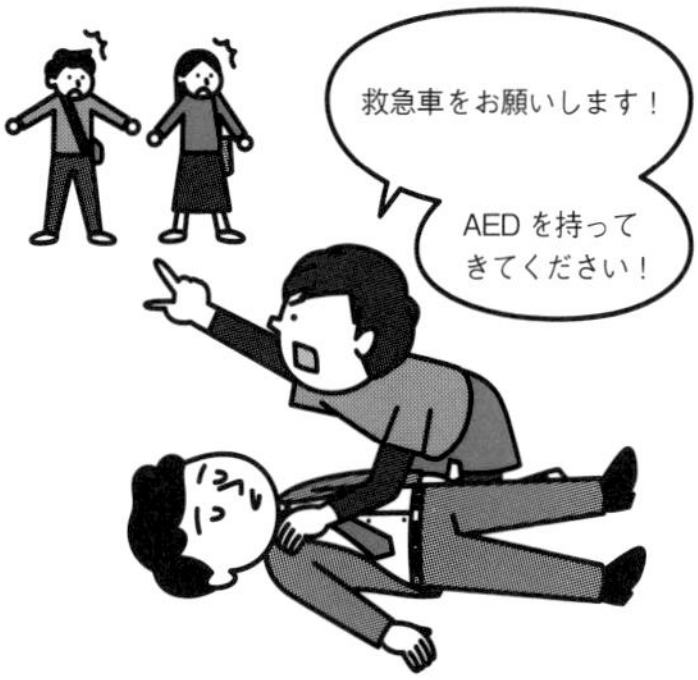
救急車をお願いします！
AED を持ってきてください！

↓

3 呼吸の確認

呼吸を観察するために、胸とおなかの動きを10秒以内で見ます。普段通りに呼吸をしていない場合、次頁の心臓マッサージを行います。

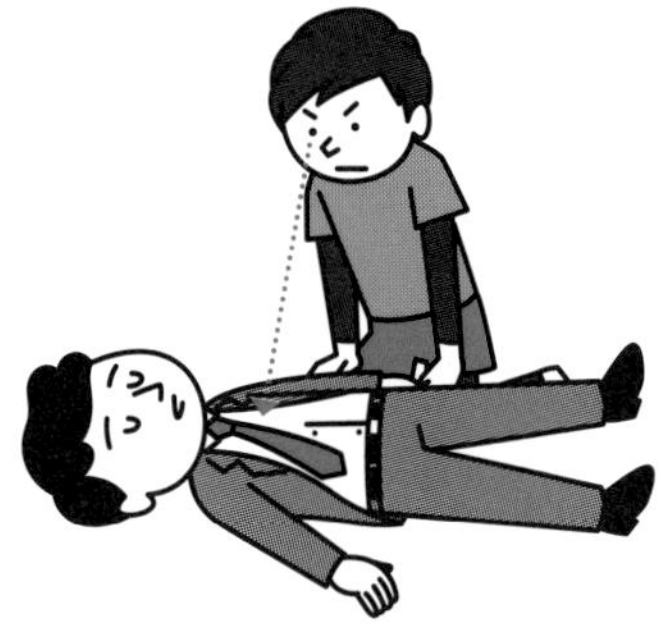

Step 2 心臓マッサージは胸骨を押すだけ!

4 胸骨の上に両手を重ねて置く

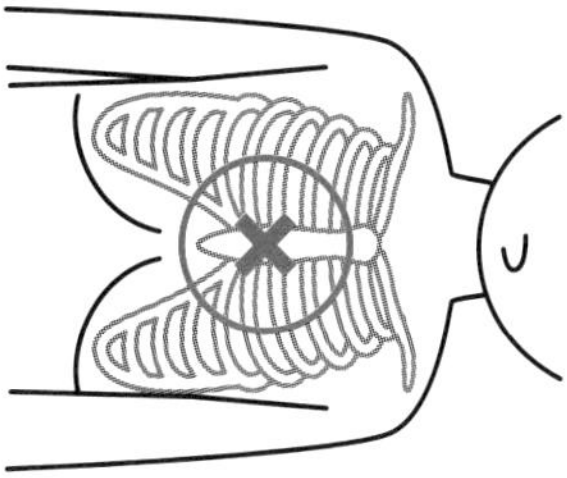

みぞおちの上、胸のど真ん中の胸骨の上（乳頭と乳頭の間くらい）に両手のひらをパーの状態で重ねておきます。

↓

5 心臓マッサージ開始

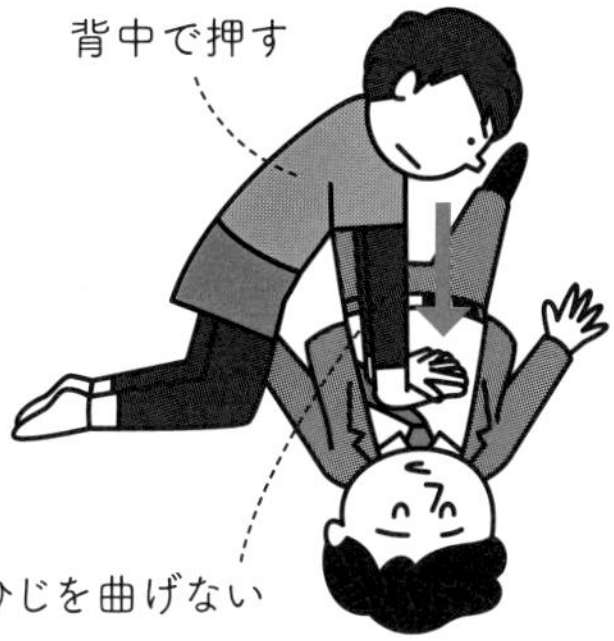
背中で押す
ひじを曲げない

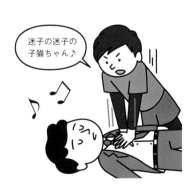

胸が約5cm沈むまで、しっかり強く垂直に押します。ひじをまっすぐに伸ばし、背中で押す感じで。

悪い例

ひじを曲げると強く押せません。しっかり伸ばして、体重をかけます。

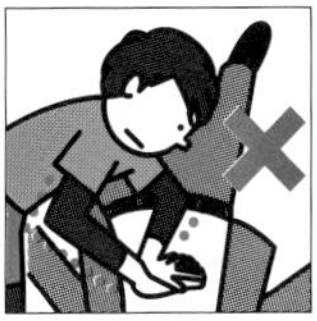

↓

6 1分間に100回のテンポで押し続ける

AEDか救急車が到着するまで、1分間に100回の早いテンポで絶え間なく押し続けます。万一のことが起きたらと不安になりますが、胸骨圧迫で悪化することはありません。細かい方法にはこだわらず、ためらわずに続けましょう。

迷子の迷子の
子猫ちゃん♪

［Point］歌いながらマッサージ

「犬のおまわりさん」と「アンパンマンのマーチ」は1分間に大体100回のテンポです。どちらでもいいので、歌いながら曲のテンポに合わせてマッサージするといいでしょう。誰にとっても心臓が止まった人のマッサージを続けるのはプレッシャーですが、少しでもリラックスして行うためでもあります。

Step 3　胸にパッドを貼ったら、後はAEDにお任せ！

7　AEDの電源を入れる

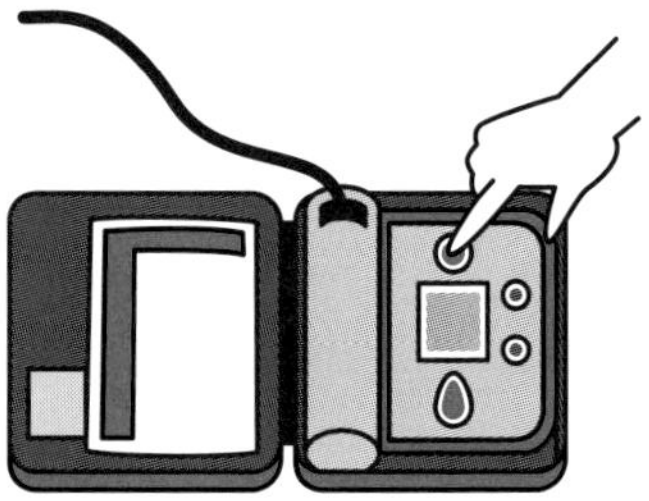

AEDが到着したら、電源を入れます。ふたを開けると自動的に電源が入るものもあります。電源を入れると、音声の指示が始まります。

↓

8　胸に電極パッドを貼る

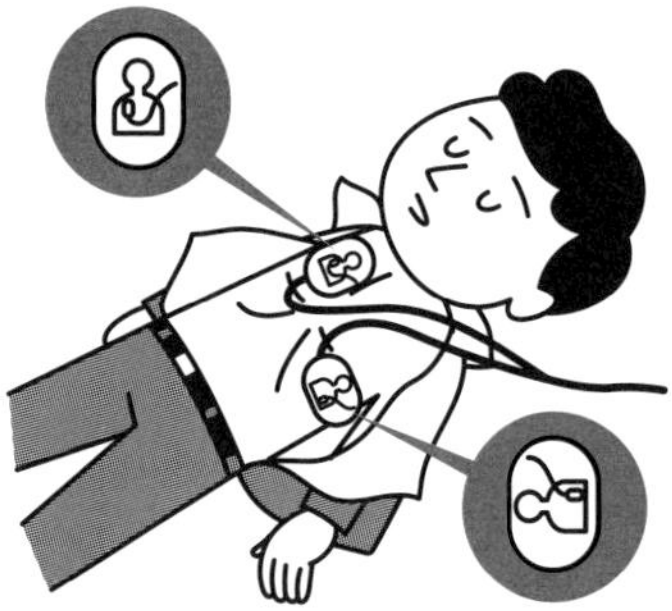

倒れている人の胸をはだけ、汗で濡れている場合はふき取ります。心臓をはさむようにして、右胸の上部（鎖骨の下）と左胸の下部にしっかりと電極パッドを貼ります。

※ペースメーカーが埋め込まれている場合は胸に硬い出っ張りが見えるので、そこを避けて貼ります。
※未就学児には小児用パットを使用します。小児用パッドがない場合、大人用を胸と背中に貼ります。

↓

9　AEDが自動的に心電図を解析

AEDが自動的に心電図を解析し、音声で指示を始めます。その間は心臓マッサージをやめて、倒れている人から離れます。

↓

10　電気ショックを与える

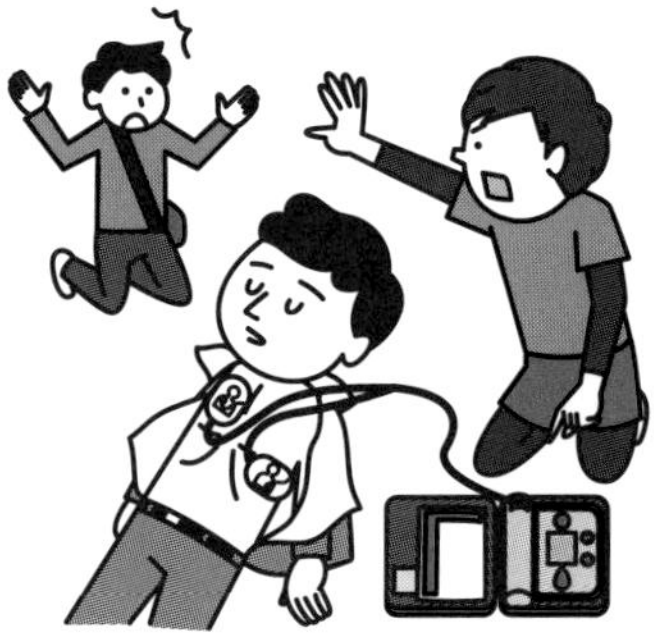

AEDが必要と判断したら「電気ショックが必要です」という音声が流れ、充電が始まります。指示に従ってボタンを押します。電気ショック後はパッドを貼ったまま、ただちに心臓マッサージを再開し、救急車がくるまで続けます。機種によってはさらに電気ショックの必要の有無を指示するので、それに従います。

第2章

声なき
血管の声を
聞くには？

え、まさかあの人が！ 突然襲う血管の病

急性心筋梗塞や脳卒中を起こして担ぎ込まれた患者さんの家族や同僚に話を聞くと、皆さん決まって**「え、まさかあの人が！昨日まであんなに元気だったのに…」**とおっしゃいます。週末にゴルフをしても、走り回っても、何の問題もなくピンピンしていたのに、なぜ突然、命をおびやかすような病気を発症してしまったのかと。

通常は病気にかかると、熱が出るとか、おなかが痛いとか、何らかの症状が出ますよね。それで本人も不調を感じて病院に行くわけです。それが**心筋梗塞や脳卒中のような重大な血管事故の場合、何の前触れもないのが怖いところ。**

前章で述べたように、最も心筋梗塞を発症しやすいのは血管の狭窄度が25％以下、狭心症の症状などない状態のときです。本人も全く自覚症状がなく、血流も豊富で、激しい運動をしても胸の痛みを感じることはない。そこへ突然冠動脈のプラークが破裂して血管が詰まり、バッタリ倒れる。運が悪いと突然死を招いてしまいます。

これは血管の内膜に知覚神経がなく、プラークができたりしても痛みを感じないことが原因です。声なき血管の声を聞き、恐ろしい突然死を防ぐにはどうすればよいのか、これから見ていきましょう。

ピンピンしていた人に**何の予兆もなく**
襲いかかるのが心筋梗塞の恐ろしさ

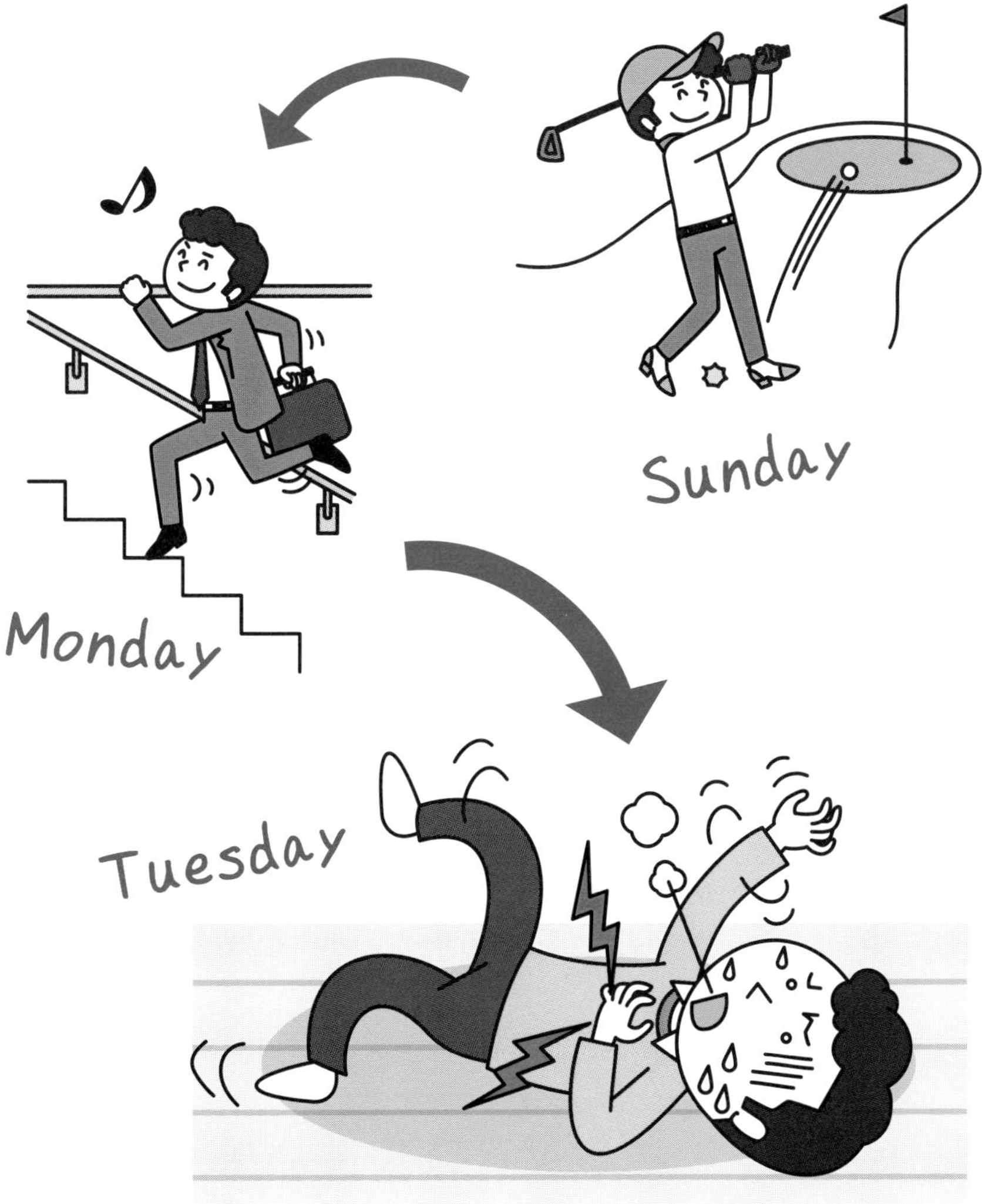

突然死を招く血管事故の4大危険因子

心筋梗塞や狭心症など、命にかかわる血管事故を引き起こす主な原因は血管の老化、動脈硬化です。その**動脈硬化を進める4大因子は①高血圧、②脂質異常症、③糖尿病、④喫煙**です。

まず、高血圧だと、血管の壁にかかる内圧が上がり、高い圧がかかり続けることで血管がダメージを受けます。ある日その圧力に耐えられなくなって、プラークが破裂したり、血管が破裂することもあります。

脂質異常症は血液中に悪玉コレステロールや中性脂肪が増える病気です。特に悪玉コレステロールは血管内膜にプラークを作り、血管を狭くして、血流を悪化させる諸悪の根源です。

また、糖尿病で血糖値が高くなると、ドロドロ血液になり、動脈硬化を進めます。血管の壁がもろくなり、ちょっとした刺激で破れやすくなります。

最後は喫煙。煙草を吸うと、ニコチンなどの有害物質によって、30分は血管が収縮します。それを1日に何回も繰り返すことで、血管を痛めつけます。煙草を吸ってぎゅーっと血管が縮んだときにプラークが破裂して血管事故を起こすこともあります。つまり、**血管事故を防ぐには、これらの4大リスクファクターを取り除けばよいのです。**

諸悪の根源はこの4つ
①高血圧、②脂質異常症、③糖尿病、④喫煙

【血管事故の4大因子】

① **高血圧**：内圧を上昇させ、血管壁にストレスを与える

② **脂質異常症**：悪玉コレステロールを沈着させる

③ **糖尿病**：血管壁をもろくし、破れやすくする

④ **喫煙**：血管を収縮させ、血管壁に障害を起こす

【生活習慣病の患者数】

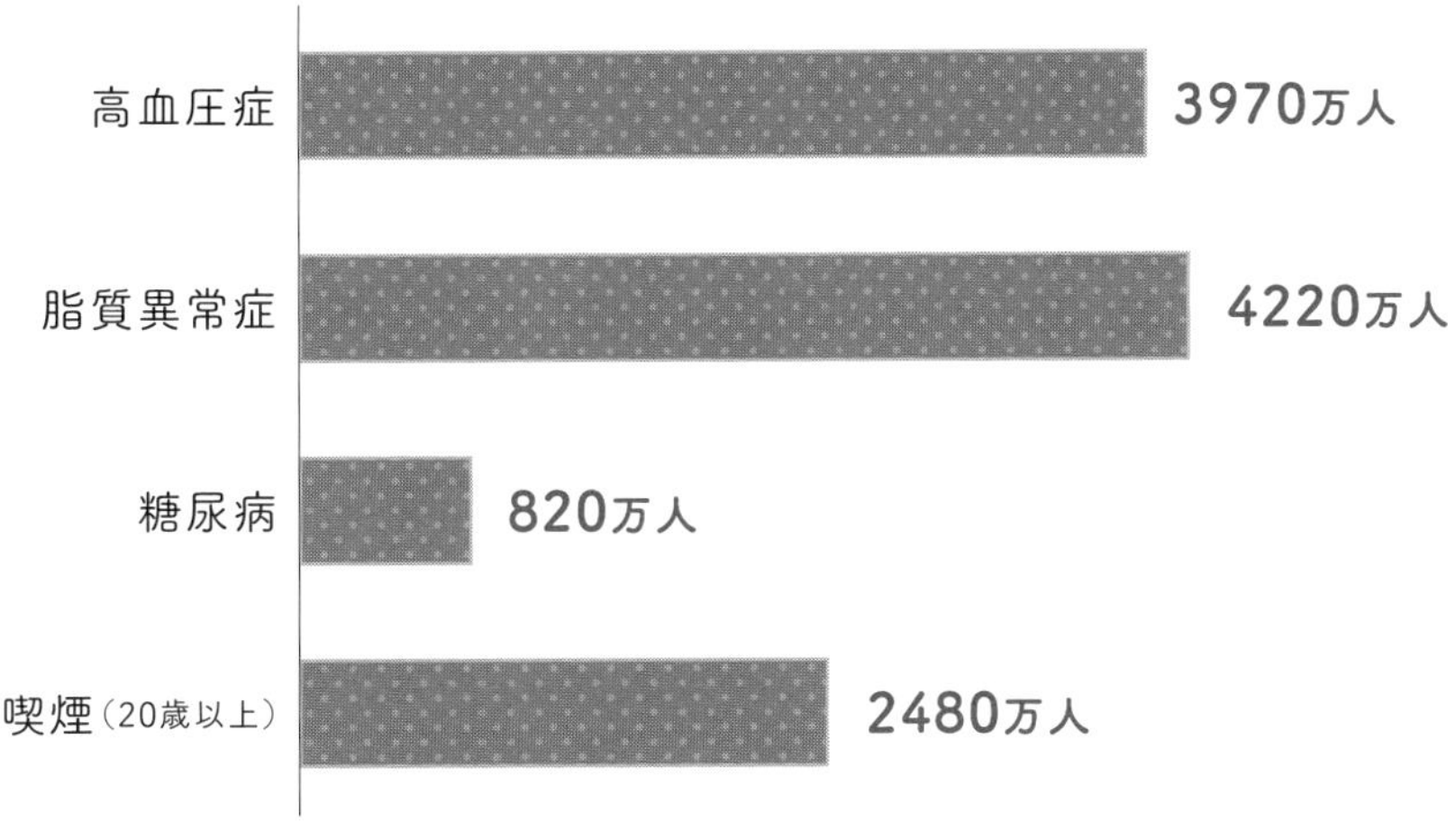

（出典）厚生労働省「平成18年国民健康・栄養調査結果の概要」より改変

心筋梗塞を予防すれば、脳卒中も防げる

あるとき脳神経内科の権威で、長嶋監督の主治医も務めた内山真一郎先生と話をしていたら、**脳卒中も心筋梗塞も前頁で紹介した4大危険因子（①高血圧、②脂質異常症、③糖尿病、④喫煙）は全く同じだと言われて驚きました。**

脳卒中もほとんどの場合、予兆がなく、ある日突然起こります。今までピンピンしていた人が突然死して、周囲の人は「え、まさかあの人が！」と、ショックを受けます。心筋梗塞と全く同じ状況です。

心筋梗塞というのは、心臓は正常に動いていたのに、冠動脈が詰まったせいで、その先の心臓の筋肉が壊死します。脳梗塞も脳そのものが悪いわけではなく、脳の血管が急につまって血流が途絶えることで、脳の細胞が死んでしまう。要はどちらも血管の病気なのです。つまり、**心筋梗塞を予防すれば、同時に脳卒中も防げるというわけです。**

突然死の原因1位は心筋梗塞などの心疾患、2位が脳梗塞をはじめとする脳卒中で、全体の8割強を占めます。3位の大動脈破裂と解離性大動脈瘤を加えると、突然死の約9割が血管の病気です。四大危険因子に気をつけて、もの言わぬ血管の声を聞き、自分で血管を守ることで、恐ろしい突然死を防ぐことができるのです。

心筋梗塞も脳梗塞も血管の事故
四大危険因子をなくせば防げる

脳梗塞

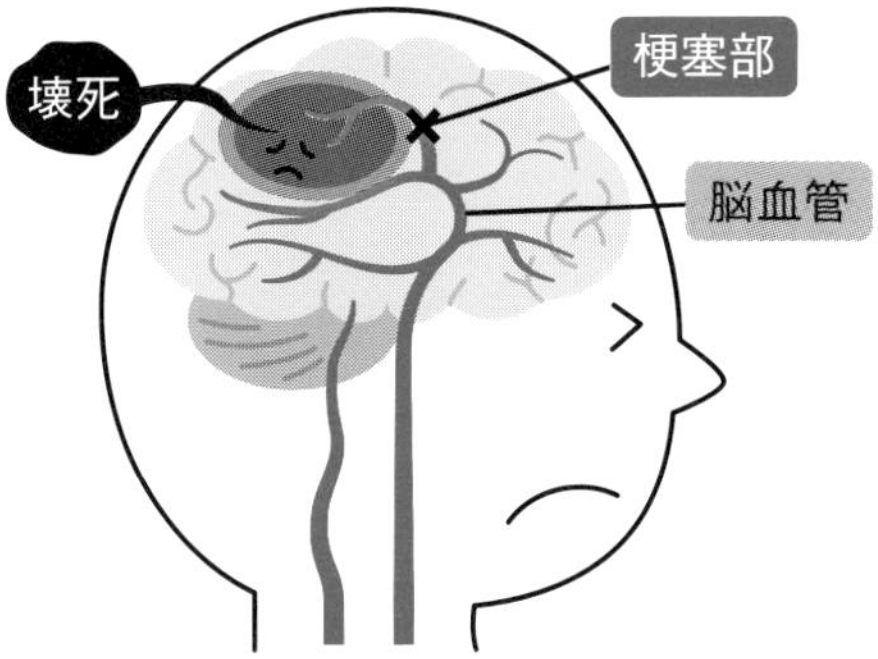

脳血管がつまると、血流が途絶えて、脳細胞が壊死する

心筋梗塞

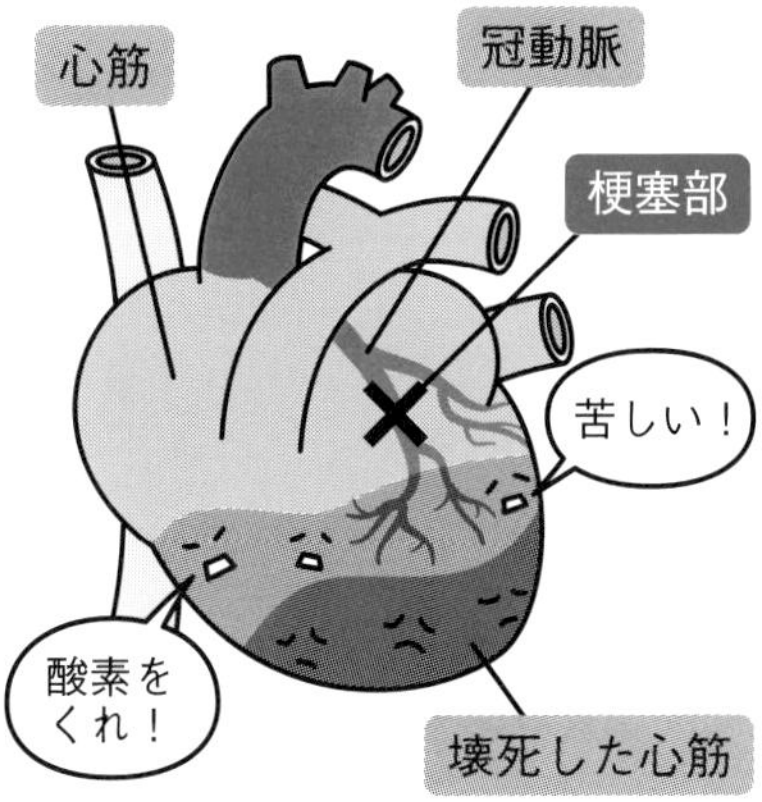

冠動脈がつまると、血流が途絶えて、心筋細胞が壊死する

↘ ↙

どちらも血管の病気

↓

①高血圧、②脂質異常症、③糖尿病、④喫煙

四大危険因子をなくせば
心筋梗塞も脳梗塞も同時に防げる
（突然死の約8割を防げる）

「三倍の法則」で突然死のリスクUP！

高血圧、脂質異常症、糖尿病、喫煙という血管事故の4大危険因子。これらは1つあるだけで動脈硬化を進行させますが、複数あればさらに血管が詰まったり、破れて出血し、突然死の危険も高まります。4つの危険因子がお互いに悪影響を与えあうからです。

例えば血圧が高いと血管の内圧を上昇させ、血管壁にストレスがかかります。そこに糖尿病が加わると、血管が傷つき、さらに動脈硬化が進むことになります。

私が提唱しているのは**「3倍の法則」**です。例えば**高血圧の人は、血管事故を起こす可能性は健康な人に比べて3倍。これに脂質異常症が加わると、3×3で9倍。さらに糖尿病が加わると3×3×3で27倍。この人が煙草も吸っていると、3×3×3×3でなんと81倍ものリスクがある**ということになります。これでは突然死を招いても文句は言えません。

しかし悲観するのはまだ早い。危険度が高い人はこの**四大危険因子を1つでも減らせば、リスクは3分の1になります。**例えば危険度81倍の人が煙草をやめれば27倍に、さらに高血圧を改善すれば9倍にまで下がります。このように考えて4つのリスクを1つでも減らすように心がけましょう。

4大危険因子1つで危険は3倍、4つでなんと81倍に！

【心筋梗塞、脳梗塞の危険度】

	ある場合	なくした場合
高血圧	3倍 ↑	1／3に減少 ↓
脂質異常症	3倍 ↑	1／3に減少 ↓
糖尿病	3倍 ↑	1／3に減少 ↓
喫煙	3倍 ↑	1／3に減少 ↓

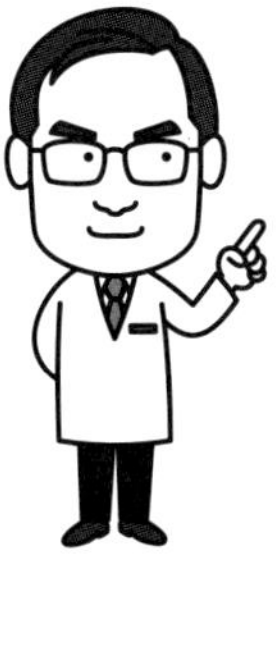

リスク1つで**3倍**！
リスク2つで**9倍**！！
リスク3つで**27倍**！！！
リスク4つで**81倍**！！！！

血管事故の四大危険因子① 高血圧

ここからは血管事故の四大危険因子とその対処法について1つずつ見ていきましょう。まずは1つめの高血圧。血圧とは、心臓の拍動によって血管にかかる圧力のことです。高血圧の人は常に強い圧力にさらされているため、心臓と血管に負担がかかっています。それによって血管が硬く狭くなり、動脈硬化が進んでしまいます。

高血圧を招く生活習慣として、第一に挙げられるのが塩分のとり過ぎです。塩の成分、ナトリウムが過剰になると、それを緩和するために血液中の水分が増えます。すると心臓のポンプはより多くの血液を送り出そうとフル稼働して、血圧が上がります。また、血管壁に入り込んだ塩が血管を硬くします。血圧の高い人はまず塩分を控えることが大事です。

二つ目の要因はストレス。私たちの体には交感神経と副交感神経という2つの自律神経があって、バランスをとっています。日中の活動中は交感神経が優位になって血圧が上昇し、休息や睡眠中は副交感神経の働きで血圧が下がります。仕事のしすぎや人間関係のストレスなどによって、交感神経が常に緊張状態になると、血圧も上昇したままになります。適度な休息や睡眠をとって、心身ともにリラックスすることが大切です。

高血圧の人は塩分とストレスに要注意

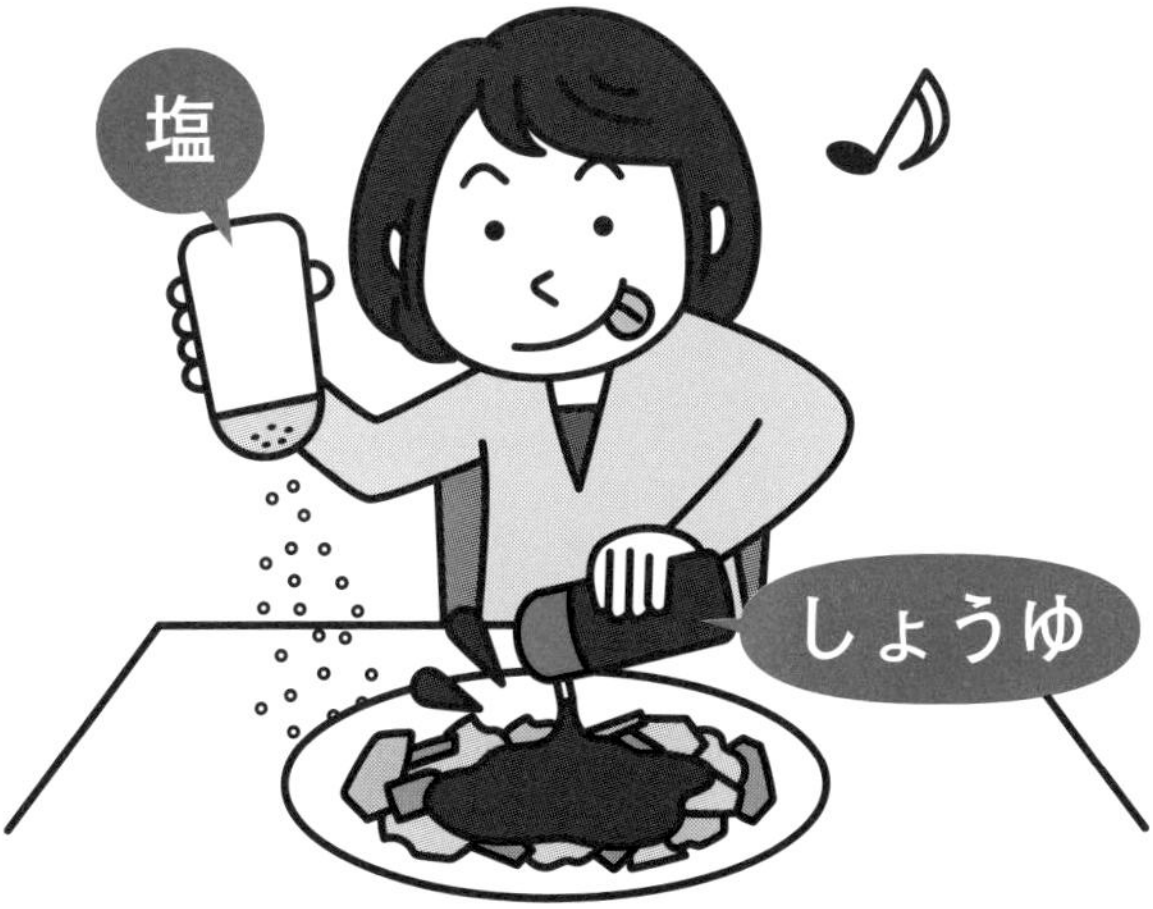

塩分のとり過ぎは高血圧のもと。塩やしょうゆの代わりにだしやハーブをうまく利用して、薄味に慣れる工夫を。

働きすぎやストレスも高血圧の要因に。休息や睡眠をとって心も体もリラックスしましょう。

血管事故の四大危険因子② 脂質異常症

脂質異常症とは、体内のコレステロールや中性脂肪が増えすぎる生活習慣病です。中でも**悪玉と呼ばれるLDLコレステロールは動脈硬化を進める一番の原因です。**左頁の表を見てもわかる通り、LDLコレステロールの値が高いほど、心筋梗塞の発症率も高くなります。

1章で述べたように、血中のLDLコレステロールが増えすぎると血管壁にプラークというぶよぶよのコブを作ります。このプラークが成長するとさらに血管が狭くなって狭心症を起こしたり、プラークが破裂して血栓ができることで血流が途絶え、心筋梗塞や脳梗塞を起こしたりします。

LDLコレステロール増えすぎる一番の原因はカロリーのとり過ぎです。腹八分目におさえて、食べすぎを防ぎましょう。やせていて、食事量も多くないのにLDLコレステロールが高い人は遺伝性の場合もありますので、医師に相談してください。

この**LDLコレステロールを掃除してくれるのがHDL（善玉）コレステロールです。**細胞や血管内にたまった余分な悪玉コレステロールを回収し、肝臓に戻してくれます。**善玉コレステロールを増やすには、運動が一番。**ただ歩くだけでもいいので、定期的に体を動かす習慣をつけましょう。

悪玉コレステロールが血管事故を招く

【LDLコレステロール値と冠動脈疾患のリスク】

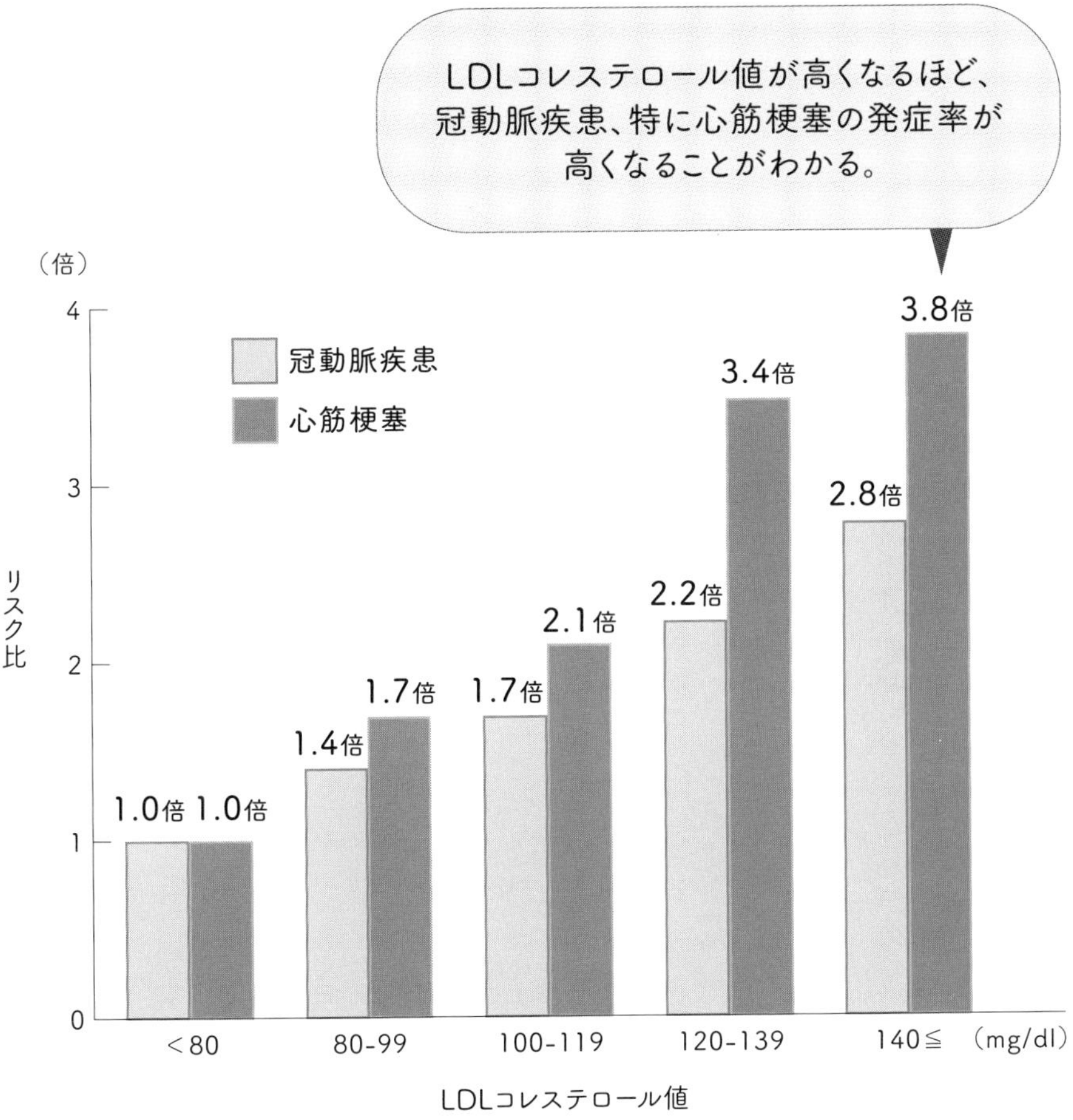

性別、年齢及びその他の関連因子(血圧、降圧薬使用、血糖値、BMI、喫煙状況、飲酒状況、脂質低下薬の使用、HDLコレステロール値、中性脂肪値、区副状況、登録年および地域)で調整

(出典)Imano, et al, Prev Med 52(5):381-6, 2011

血管事故の四大危険因子③　糖尿病

糖尿病は膵臓から分泌されるインスリンというホルモンの不足や、その働きが悪化することで、食事でとった糖分をエネルギーに変えられず、余った糖分が血液中に溢れ出す病気です。

血糖値とは、血液中に含まれる糖分の量を示す値です。**血糖値が高い状態が続くと、活性酸素が発生し、動脈硬化の原因となるLDLコレステロールの酸化を進めます。また、血管壁を傷つけ、血液がドロドロになり、血流が悪くなります。**大動脈で動脈硬化が進行すると、心筋梗塞や脳梗塞を引き起こします。また、糖尿病で怖いのが細小血管で起こる三大合併症。「糖尿病網膜症」によって失明したり、「糖尿病腎症」で人工透析が必要になったり、「糖尿病神経障害」によって足先から神経障害が起こり、最悪の場合は足を切断することも！

糖尿病の初期は自覚症状が全くない人も多く、知らぬ間に進行して全身の血管を劣化させます。定期的に血液検査を受けて、早期発見することが大切です。高血糖のときは左頁のような自覚症状が現れやすいので注意してください。

糖尿病の原因には遺伝、暴飲暴食、肥満、運動不足などがあります。内臓脂肪が増えるとインスリンの働きが悪くなり、血糖値が上がります。多品目をバランスよく摂り、腹八分目を心掛け、適度な運動を習慣にしましょう。

もしかして糖尿病?
こんな症状があったら要注意

【高血糖のときに自覚しやすい症状】

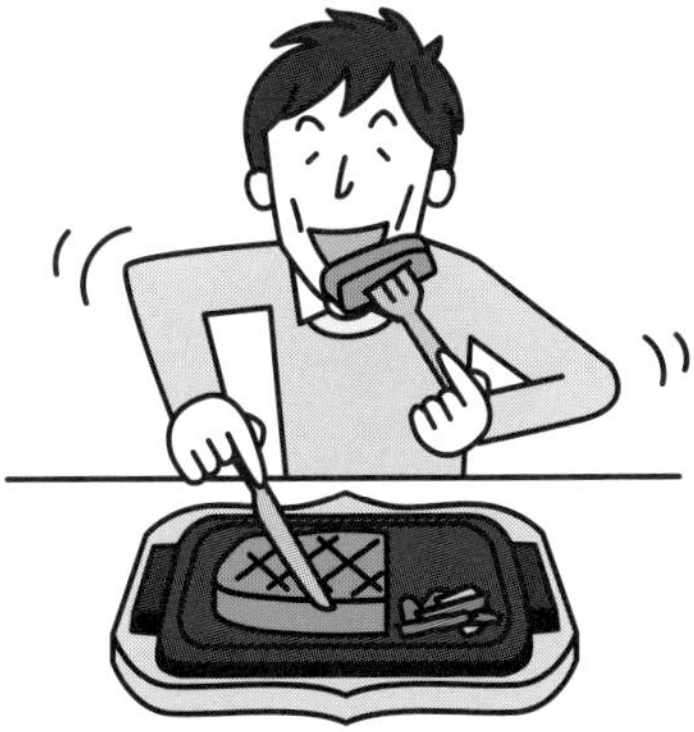

食欲旺盛なのに、
体重が減る

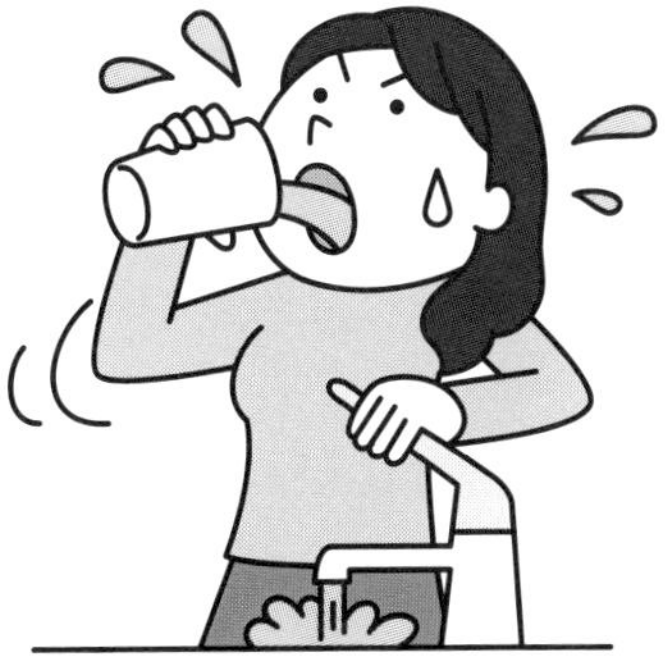

異常にのどが渇く、
多尿

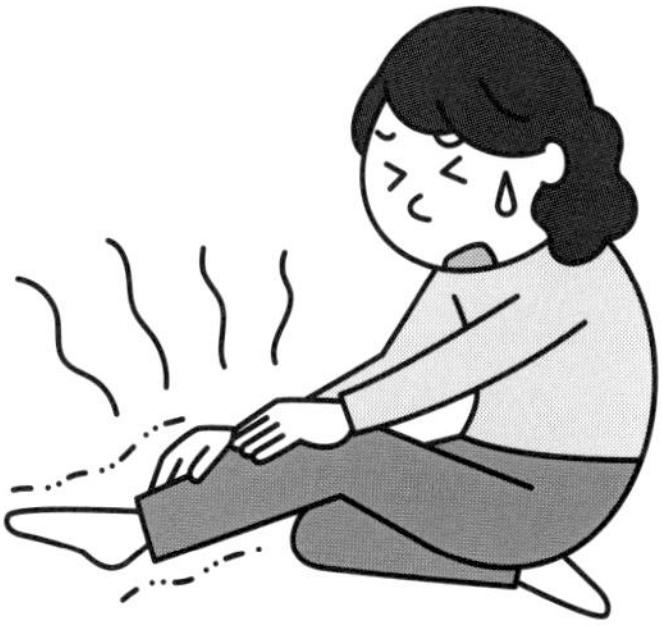

手足がしびれる、
つる

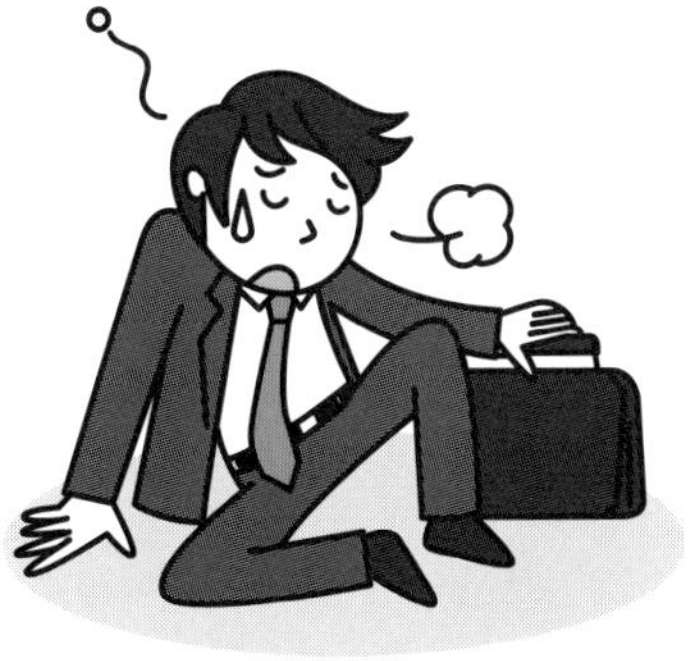

常に体がだるく、
疲れやすい

血管事故の四大危険因子④　喫煙

四大危険因子の最後は喫煙です。たばこにはニコチン、タール、一酸化炭素をはじめ、数多くの有害物質が含まれています。心筋梗塞などの血管病だけでなく、肺がんや肺気腫など、さまざまな病気の原因となります。

たばこは「百害あって一利なし」といわれますが、**たばこを1本吸うと、血管の収縮はその後30分間も続きます。**1日に何本も吸うヘビースモーカーの場合、常に血管が収縮しっぱなしの状態になります。

その間、血圧も上がったままなので、収縮した血管に圧力がかかってダメージを与えます。傷ついた血管壁には悪玉コレステロールがたまりやすくなり、動脈硬化を進めます。

また、たばこは血液中の活性酸素を増やし、血液中のＬＤＬコレステロールを酸化させてプラークを作ります。血液ドロドロで血流が悪くなると、動脈硬化が進み、心筋梗塞や脳梗塞の引き金となる血栓もできやすくなります。

高血圧や糖尿病を治すのは大変ですが、たばこはあなたの強い意志があればやめられます。禁煙後5年経つと、心疾患のリスクも非喫煙の状態にかなり近づくと言われています。今はニコチンパッチなどを処方してくれる禁煙外来もありますので、この機にぜひ禁煙にトライしてください。

たばこを吸うほど、心疾患の死亡率は上昇！

【1日の喫煙本数と虚血性心疾患の死亡率】

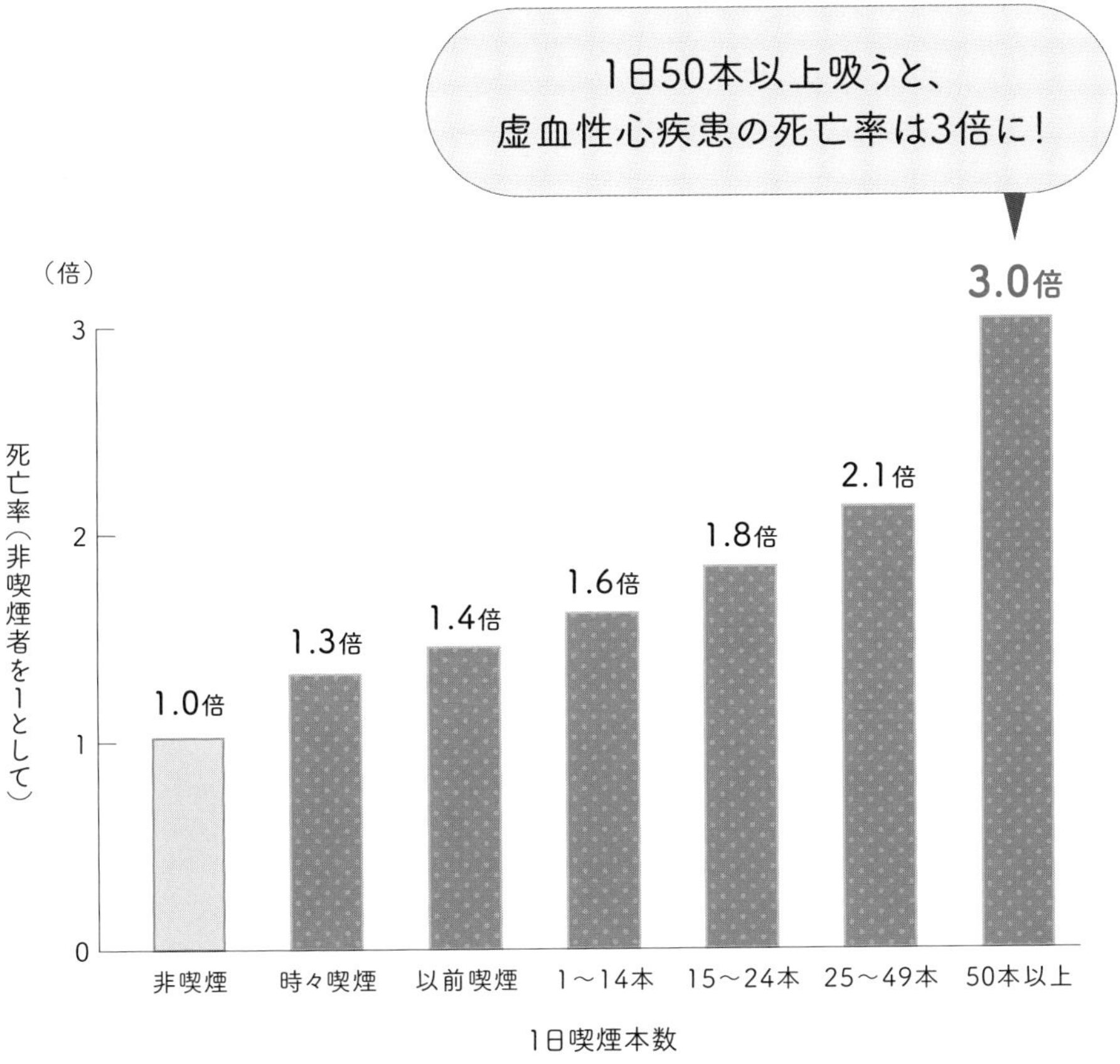

（出典）平山 雄：循環化学, 10(5): 472,1990

血管の硬さを示す「血管年齢」に注目！

血管年齢とは、血管の状態が実年齢と比べてどのくらい進んでいるかを知る尺度で、血管の硬さを示しています。血管が硬いと血管年齢も高くなります。血管年齢によって、動脈硬化の進行具合も分かります。血管の中を目で見ることはできませんが、「脈波」によって調べることができます。

心臓はリズミカルに収縮と拡張を繰り返しながら、全身に血液を送り出しています。左頁のような加速度脈波計で調べると、手の指先に伝わったドクンドクンという拍動が波形となって現れます。**これを脈波といい、このデータを分析した「加速度脈波」をもとに血管年齢を割り出すのです。**

最近はこの加速度脈波計を備えた病院やスポーツジムも増えてきました。センサーに指を入れるだけで簡単に測定することができます。また、両手両足の血圧と脈波の伝わる速さから血管年齢を測定する四肢血圧脈波検査もあります。コレステロール値が高い人は頸動脈のエコー検査で直接プラークの状態をチェックして、動脈硬化の診断をする場合もあります。

血管年齢を調べられなくても、健康診断で血圧、ＬＤＬコレステロール、ヘモグロビンＡ１ｃの値を測ることで、血管の状態はある程度分かります。Ｐ１０１の基準値を超えないようにすることが非常に大切です。

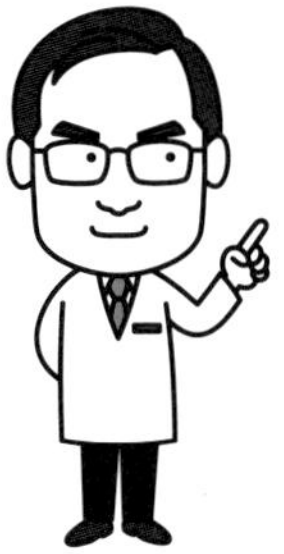

血管年齢とは？ ずばり、血管の硬さです

（血管が硬い＝血管年齢が高い）

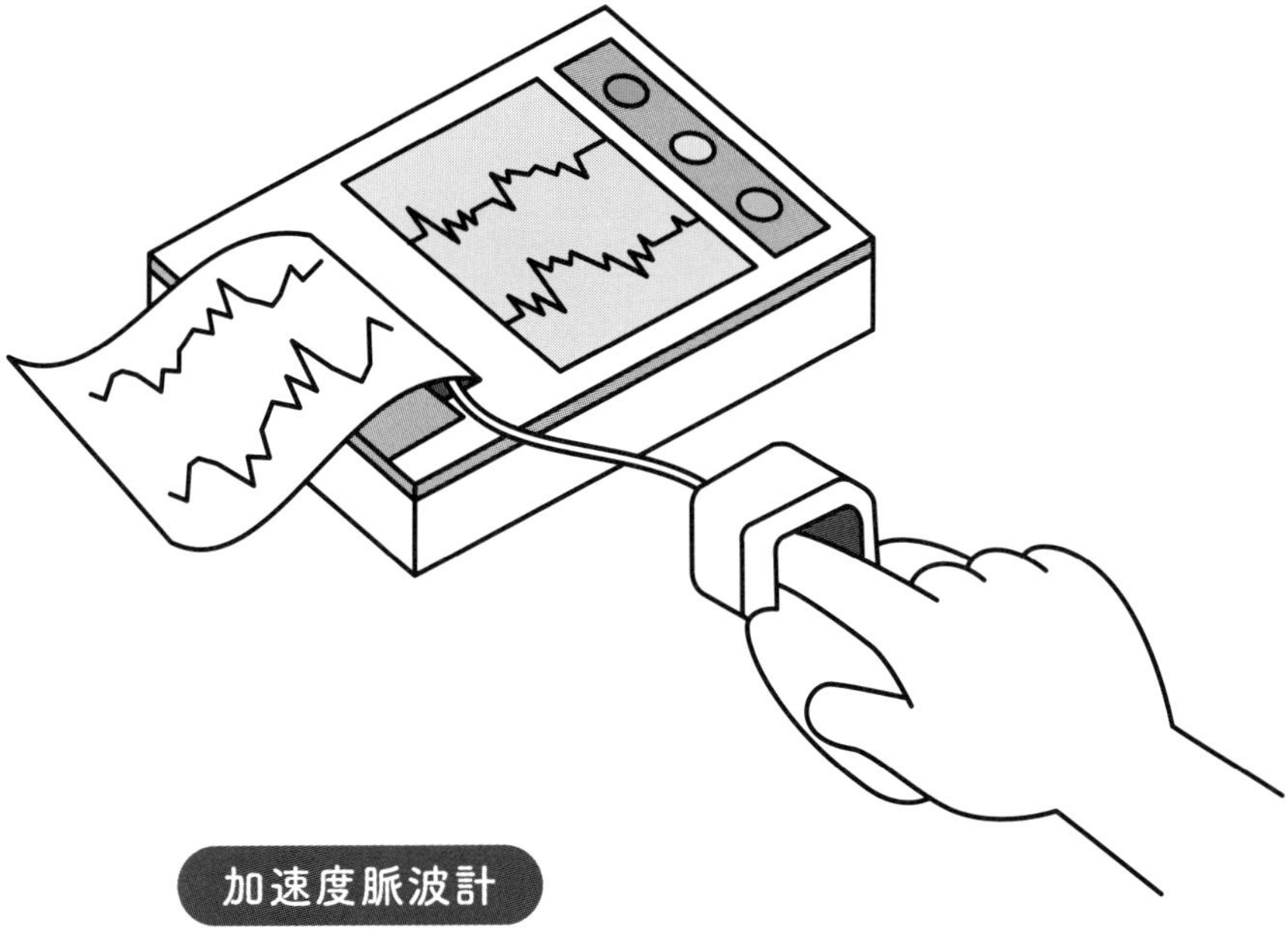

加速度脈波計

年齢、性別、身長、体重、血圧を入力し、センサーに指を入れると、その場で指の拍動と、心臓から血管の末端まで血液が流れる速さを測り、血管年齢を示してくれる。

加速度脈波の形が血管年齢を表す

私は1998年に「加速度脈波加齢指数」というものを発見し、アメリカの学会で発表し、世界で大きな反響を呼びました。まず東京医科大学の健診センターで20代～70代の男女50名ずつ、合計600名の加速度脈波のデータをとり、加齢によって脈波の波形がどのように変化するかを調べて、ある一定の法則を見出したのです。

左頁の図は30代、50代、80代の方の加速度脈波の波形を示したものです。ここで注目すべきは血管の柔軟性を示すb波と血管の反発力を示すd波。

動脈硬化を起こしていない人ほどb波が深く、d波が浅くなります。

血管年齢が若い30代の波形はb波が深くd波が浅いため、b波とd波を結ぶラインを見てみると、右上がりになっています。これが50代になると水平に近づき、80代になると右下がりに。これは血管にダメージを与える反発の波が強いことを示しています。つまり、**このb波とd波を結んだラインが右下がりになるほど、動脈硬化が進んでいる状態です。**

加齢によって変化するこのような波形をもとに、（b÷a）－（c÷a）－（d÷a）－（e÷a）という式で計算した値が加速度脈波加齢指数＝血管年齢です。現在では血管年齢という言葉は広く知られ、様々な指標に用いられています。

血管の老化が進むほど、脈波は右下がりに

【加齢による加速度脈波の波形パターン】

30代

b波からd波のラインが
右上がり
=
動脈硬化が進んでいない

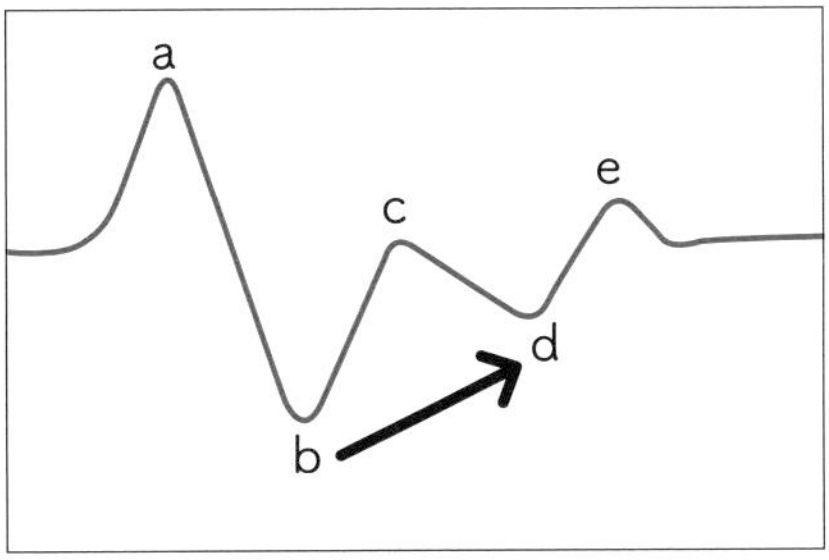

50代

b波からd波のラインが
水平に近い

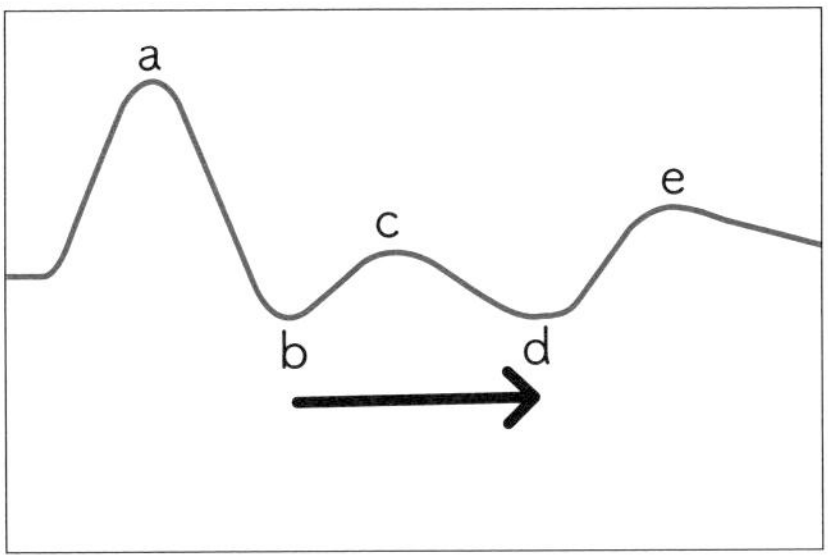

80代

b波からd波のラインが
右下がり
=
動脈硬化が進んでいる

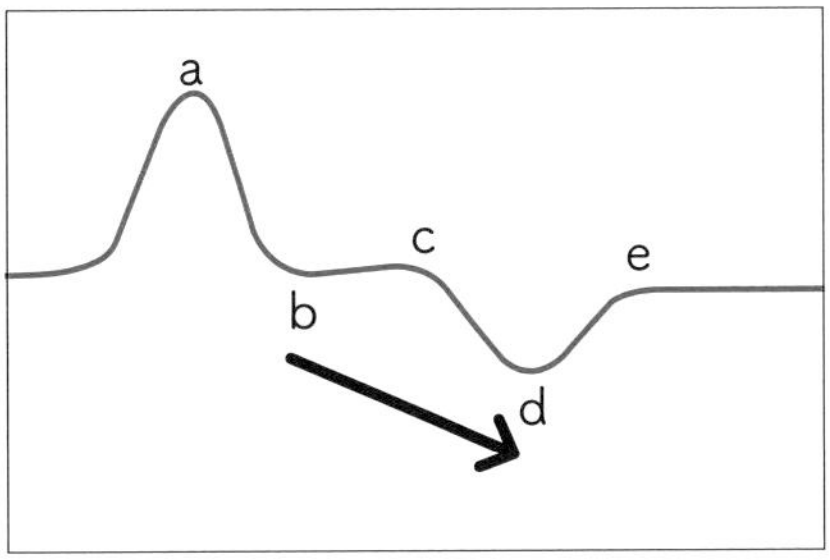

あなたの血管は何歳？

血管年齢チェック

病院で脈波を測らなくても、簡単にあなたの血管年齢を調べられる簡易テストをご紹介します。血管の状態をチェックする目安にしましょう。

- □階段を上ると、胸が苦しくなることがある
- □責任感が強く、仕事や家事で手を抜けない
- □いつも時間に追われている気がする
- □1日の喫煙本数×喫煙年数が400以上になる
- □電話が鳴ったらすぐに取らないと気がすまない
- □血圧が高い

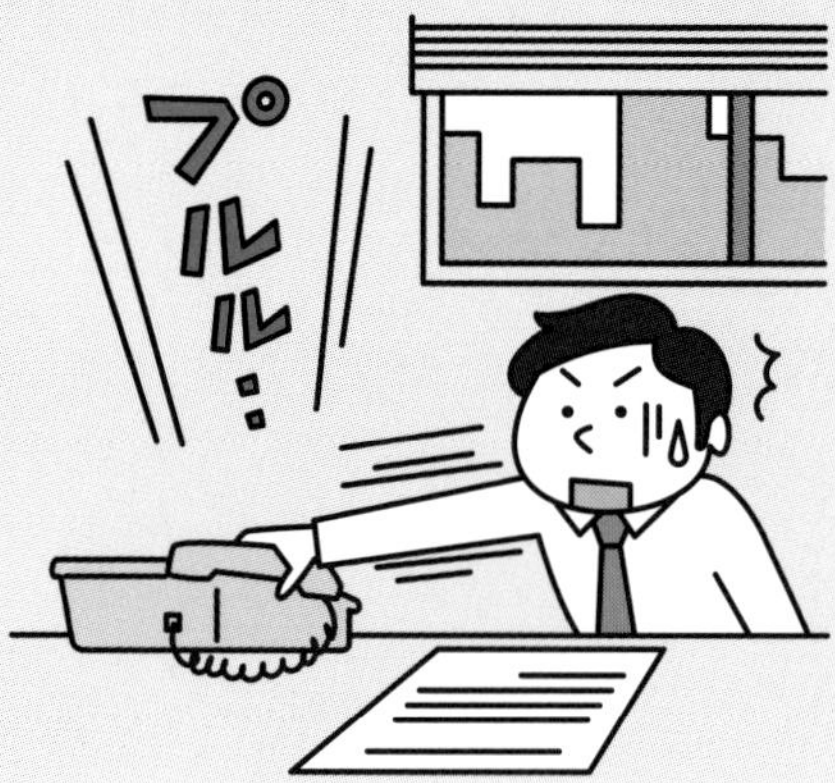

□運動不足だ

□インスタント食品や
脂っこい食事が好き

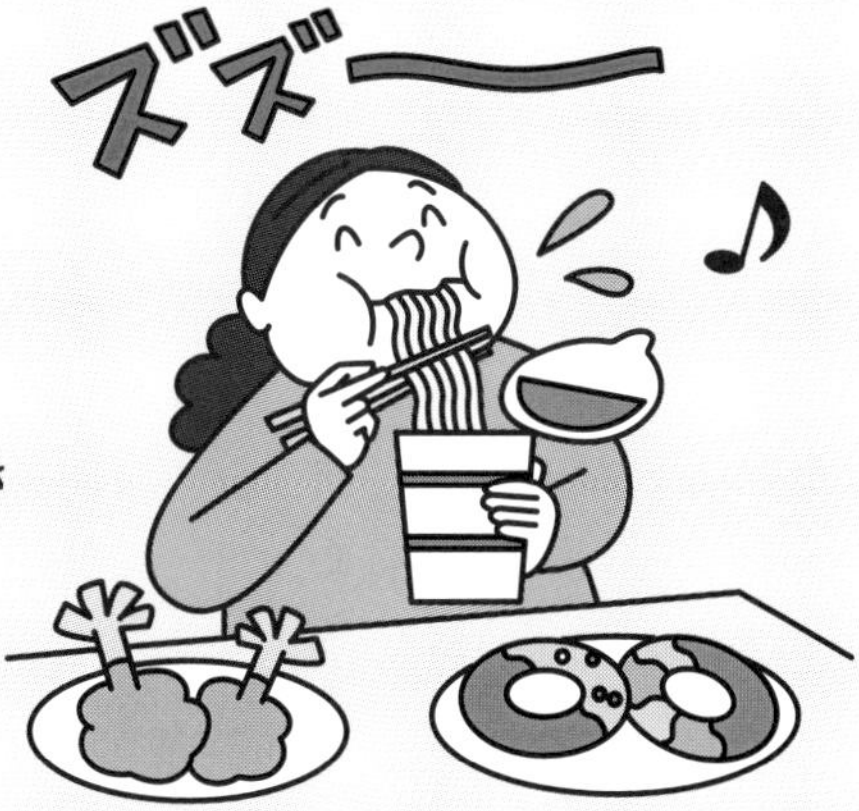

□物忘れをよくする

□手足が冷たく、しびれを感じることも

□コレステロール値または血糖値が高い

□親や兄弟に心筋梗塞や脳卒中で
倒れた人がいる

チェックがついた数であなたの血管年齢を予想

0〜4個の場合 ………… **年相応**

5〜8個の場合 ………… **実年齢＋10歳**

9〜12個の場合 ……… **実年齢＋20歳**

血管年齢は若返る！

血管年齢は基本的に加齢とともに上がります。血管年齢が若いに越したことはないのですが、自分の年齢プラス10歳以内であれば、ほぼ年相応と言えるでしょう。しかし、10歳以上高い場合は、高血圧、脂質異常症、糖尿病などの生活習慣病の疑いがあります。また、**20歳以上高い場合、生活習慣病の可能性も高まり、動脈硬化がかなり進行している恐れ**があります。

左頁の表を見ても分かるように、高血圧や脂質異常症、糖尿病といった生活習慣病の患者さんの血管年齢を調べてみると、実年齢よりかなり高いことがわかりました。

しかし、血管年齢が高くても、そんなに落ち込む必要はありません。動脈硬化は血管の老化なので、年とともに血管が硬くなるのは自然な現象ですが、**生活習慣を見直して、高血圧や悪玉コレステロールの増加を防ぎ、血管にやさしい生活をすれば、血管はちゃんとそれに応えてくれます。血管年齢も着実に若返ります。**

それにはまず、血管に「ゴミ」をためない生活が大切。3章以降で詳しく述べますが、まずはＰ１０４とＰ１２８で紹介する生活習慣と食生活の4箇条を守って、血管年齢を若返らせましょう。

血管年齢と生活習慣病の関係

血管年齢の基準

実年齢±**10歳まで**　：　年相応

実年齢±**11～19歳**：　生活習慣病の疑い

実年齢±**20歳以上**　：　動脈硬化、生活習慣病の可能性大

【病気の有無と血管年齢】

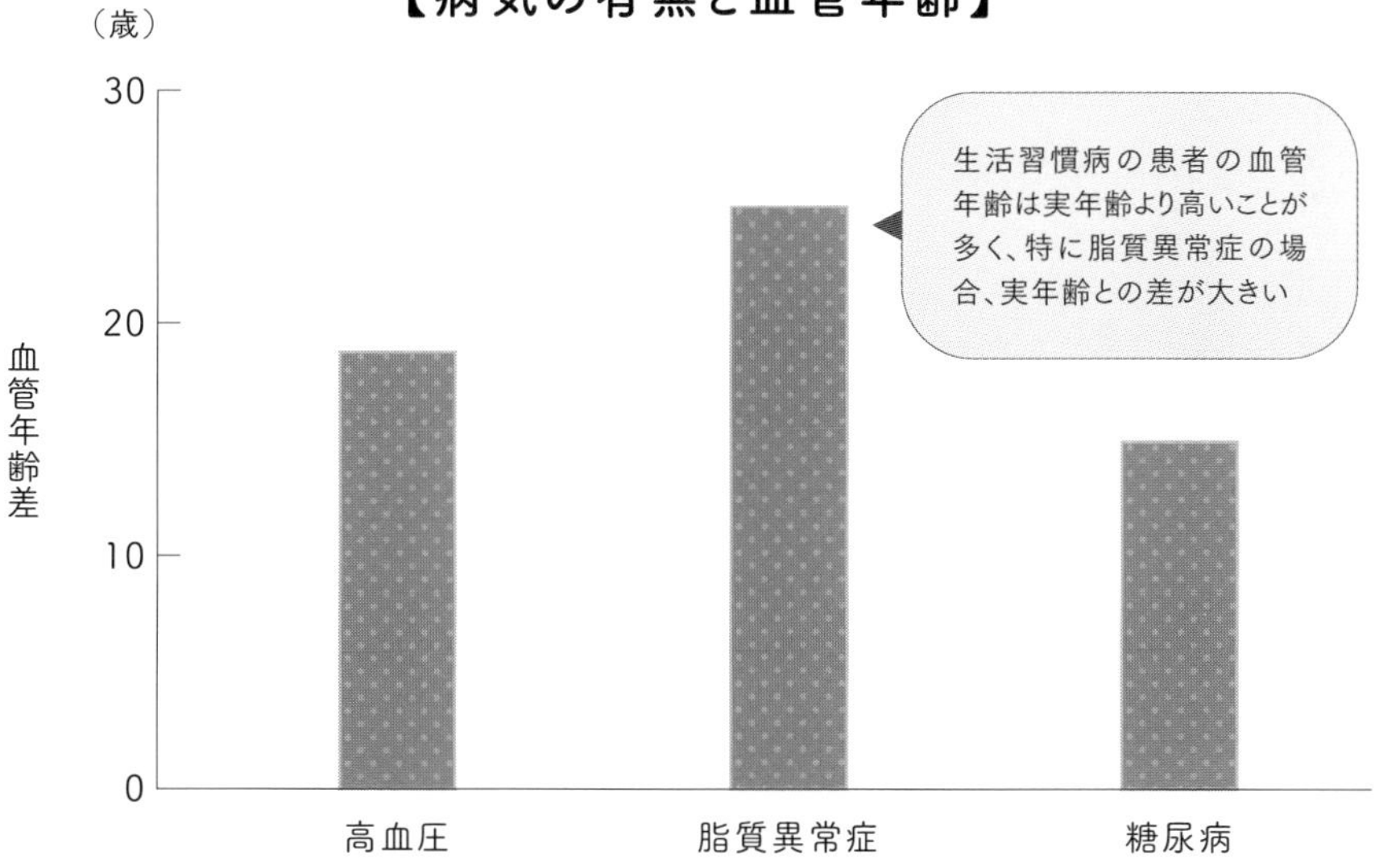

（出典）Takasawa K, et al. Hypertension 1998; 32: 365-370

健康診断で見るべき最も重要な3つの値

動脈硬化で血管が狭窄しても自覚症状はありません。では自分の血管の状態をどうやって見極めればいいのでしょうか。それは**年に1回、健康診断を受けること**です。血管事故の原因となる4大危険因子のうち、喫煙をのぞいた高血圧、脂質異常症、糖尿病の3項目は通常の健康診断でチェックできます。

まず血圧ですが、心臓はポンプのように収縮しながら血液を全身に送っています。心臓が縮んだときが収縮期血圧（上の血圧）、広がってもとに戻ったときが拡張期血圧（下の血圧）です。正常血圧の基準は上が140未満、下が90未満です。血圧、つまり血管を押す力が強くて血管が硬いほど血管に負担をかけるので、**特に上の血圧が140を超えると要注意です。**

脂質異常症には、①中性脂肪が高い、②LDL（悪玉）コレステロールが高い、③HDL（善玉）コレステロールが低い3タイプがありますが、中でも一番注意が必要なのが**プラークのもとになるLDLコレステロール。この値が140を超えたら危険水域。140は血圧の異常値と同じ数字なので覚えてください。**

糖尿病で重要なのは**ヘモグロビンA1c**の値。血糖値は前日に節制すれば下がりますが、ヘモグロビンA1cは1〜2ヶ月前の平均値なので普段の状態が分かります。**この値が6・5％を超えたら糖尿病**と診断されます。

血圧と悪玉コレステロール140以上、ヘモグロビンA1c6.5%以上なら要注意！

最重要!!

【3つの危険因子の判断基準】

◉高血圧

医療機関での測定	140/90㎜Hg以上
家庭での測定	135/85㎜Hg以上

◉脂質異常症（空腹時採血）

中性脂肪	150mg/dl以上
LDL（悪玉コレステロール）	140mg/dl以上
HDL（善玉コレステロール）	40mg/dl以下

◉糖尿病

ヘモグロビンA1c（NGSP）	6.5%以上
空腹時血糖値	126mg/dl以上

年に1回、意欲を持って健診を！

あなたは健康診断の結果をもらった後、どうしますか？**「血圧が高めだけど、何の症状もないしまあいいや」「コレステロールが高い？うまいもの食べすぎただけでしょ」**などと言って、放置していませんか。実は健診で異常値を知らされても、**実際に再検査を受ける人はわずか15％**といわれています。日本の検査基準が厳しいということもありますが、これは大問題。検査結果をただざっと見て終わるのではなく、注意勧告が出たら治療や予防に努めることが大事です。

自ら症状や痛みを出さない血管内膜を健康に保ち、恐ろしい血管事故を防ぐには、とにかく4大危険因子を排除するしかありません。**検診の数値に異常が出たら、痛みとして感じて、対処しなければいけないのです。**悪玉コレステロールの値が180と出たら「痛い！」と感じてください。

一病息災という言葉がありますが、例えば高血圧で通院している人が脂質異常症も併発していた場合、治療中に早期発見しやすいというメリットも。何か1つくらい持病があって、病院に通っている人の方がかえって重大な血管事故を起こしにくいものです。自分は健康だと過信している人こそ要注意！

年に一度は健康診断を受けて、4大危険因子の値をチェックしましょう。心筋梗塞、脳卒中にはならないぞという意欲を持って健診に臨むことが大事です。

自ら**症状**や**痛み**を出さない血管を
健康に保つには？

年に一回
健康診断を受けて、

4大危険因子を痛みとして
実感して防ぐしかない！

↓

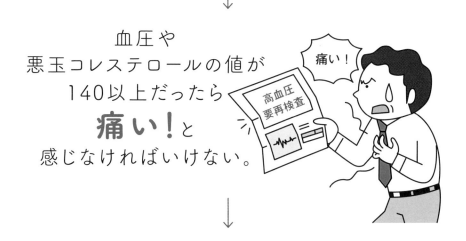

血圧や
悪玉コレステロールの値が
140以上だったら
痛い！と
感じなければいけない。

↓

心筋梗塞、脳卒中にはならないぞという
意欲を持って健診に臨む
ことが大事。

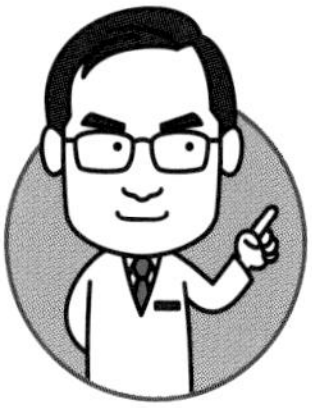

血管年齢が若返る
生活習慣4か条

1 禁煙に努める

血管事故の4大危険因子の1つ。たばこを1本吸うと、その後30分間も血管が収縮します。しかし禁煙後5年経てば心疾患のリスクもほぼ非喫煙の状態に！

2 週2回、1日20分続けて歩く

全身の血液循環をよくする有酸素運動。いつもより早足で大きな歩幅で歩けば血管若返り効果もアップ。雨や体調不良の日はお休みして、無理なく続けましょう。

3 質の良い睡眠をとる

よく寝ることで血液の循環がよくなり、血圧と心拍数を下げ、血管と心臓を休めます。まずは毎日同じ時間に就寝・起床する習慣作りから始めてみましょう。

4 ストレスをためない

ストレスは血管老化の大敵。「まぁいいか」を合言葉に、明日できることは今日やらない、上司に少々嫌味を言われても受け流すなど、心にゆとりを持って、血管をいたわりましょう。

第3章

老けない、詰まらない血管の作り方

血圧計を買って、家で毎日測りましょう

年に1回健康診断を受けて、血管の状態をチェックすることも大事ですが、四大危険因子の中でも血圧は家庭でチェックすることができます。最近は血圧計も手軽に測れるいろんなタイプがありますから、ぜひ一台血圧計を買って、家庭で毎日、血圧を測る習慣をつけてください。

家庭で血圧を測るメリットは普段のリラックスした状態で正しく測定できること。医療機関で測った血圧を**「診察室血圧」**、家庭で測った血圧を**「家庭血圧」**といいます。私も作成メンバーに加わった2014年の日本高血圧学会のガイドラインでも、**「家庭血圧と診察室血圧の間に診断の差がある場合、家庭血圧の診断を優先する」**とし、今では家庭血圧優先のルールが広く浸透しています。

血圧はストレスの影響を受けやすく、緊張すると血管がギューッと縮んで血圧が高くなります。医療機関で白衣を着た医者に測定されると、緊張して普段より高い数値が出がちです。これを**「白衣高血圧」**と呼びます。

逆に、診察室血圧では正常なのに、家庭血圧が高い**「仮面高血圧」**というのもあります。普段は高血圧で治療中の人が朝、病院に行く前に飲んだ薬が効いて、血圧が下がった時に診察を受けるとこうなりがちです。この場合も毎日、家庭で血圧を測っていれば、早く気づいて対処できます。

「診察室血圧」より「家庭血圧」を優先

診察室血圧

医療機関で血圧を測った数値。白衣の医師の前で緊張して高い値が出る「白衣高血圧」の場合も。

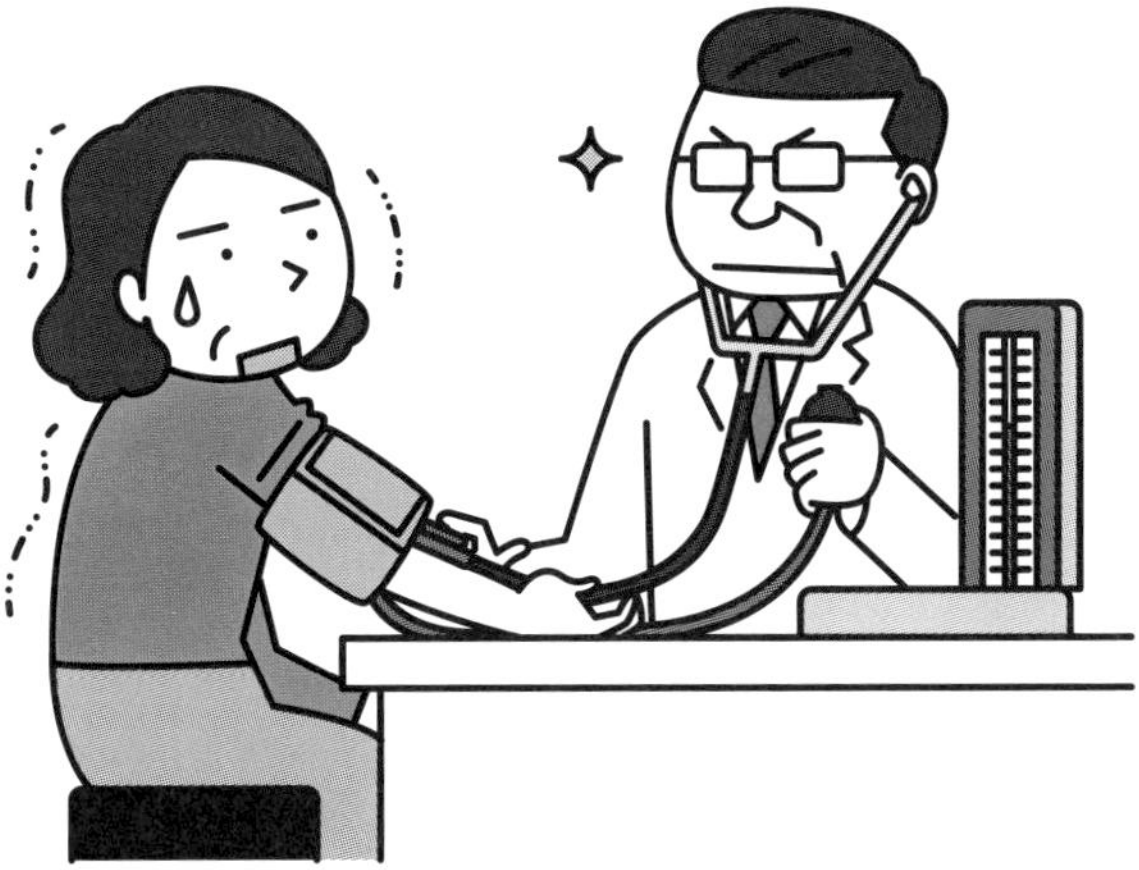

家庭血圧

自宅で測った数値。リラックスして普段通りの血圧を測れるので、診断でもこちらの数値を優先する。

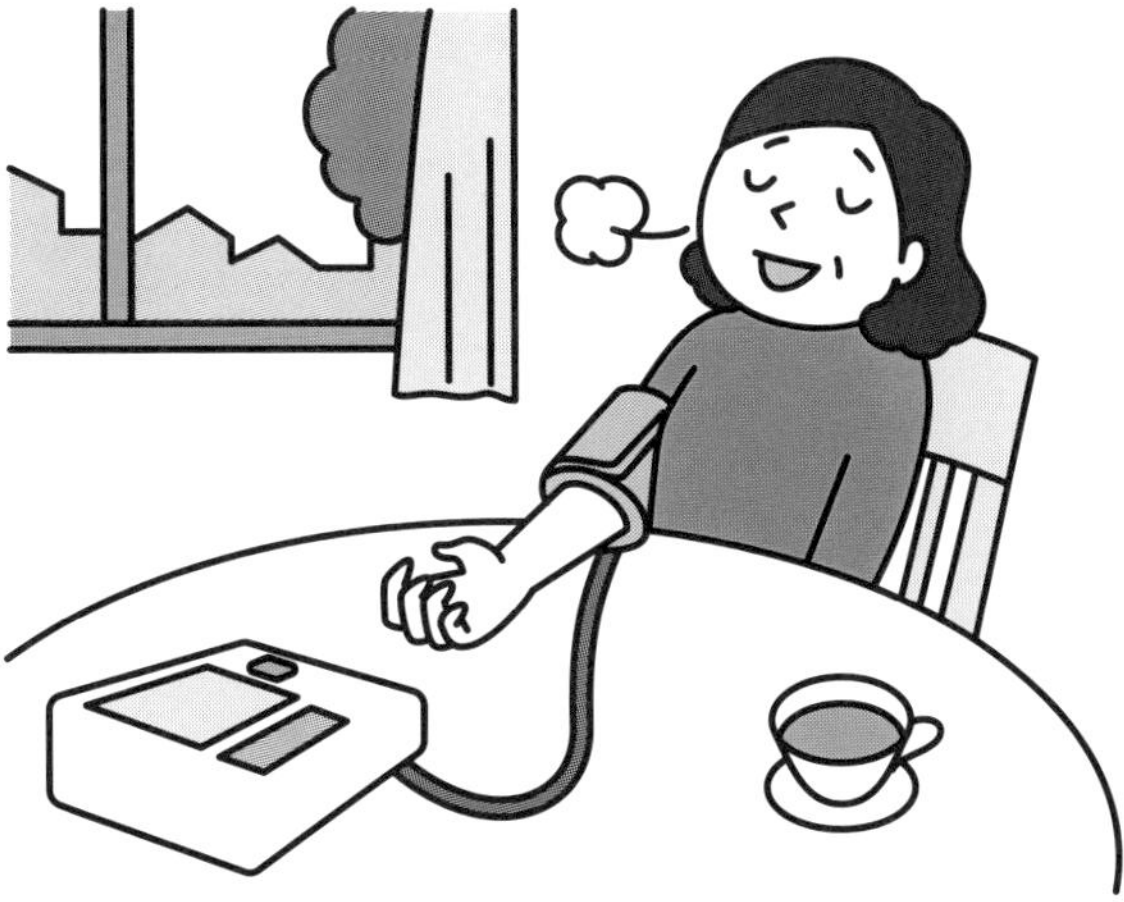

血圧の世界基準は上１４０、下90

最近は家庭用の血圧計にもさまざまなタイプがあります。素人でも簡単に測れて、かなり正確な数値を測定できるようになりました。携帯に便利な小型のものもありますが、正確な数値が出ておすすめなのは、上腕で測定するスタンダードなタイプです。手首や指で測定するものは正確な数値が出ないこともあるので注意しましょう。

医療機関で測る血圧の正常値は上が１４０未満、下が90未満です。「意欲（いよく＝１４０９０）を持って血圧測定」と覚えましょう。これが世界の基準値となります。特に上の血圧は大切なので、これを超えないようにしましょう。

前頁でも述べたように、診察室血圧は緊張で普段より高くなりがちなので、**家庭で測った場合はこれより5ずつ低い１３５／85未満が正常値です。**「5下低（ごかてい）でお測りください」と覚えてください。

最近は高血圧精査のため、24時間測れる携帯型の血圧計もあります。24時間、血圧計をつけっぱなしにしていると、装着していることを忘れてしまうほどで、さらに数値が低くなります。この基準値は診察室血圧より10低い１３０／80未満になります。１日の血圧を平均したものを**自由行動下血圧**と呼びます。**「自由（10）行動下でお測りください」**と覚えましょう。

一家に一台、血圧計！

【家庭用血圧計の種類】

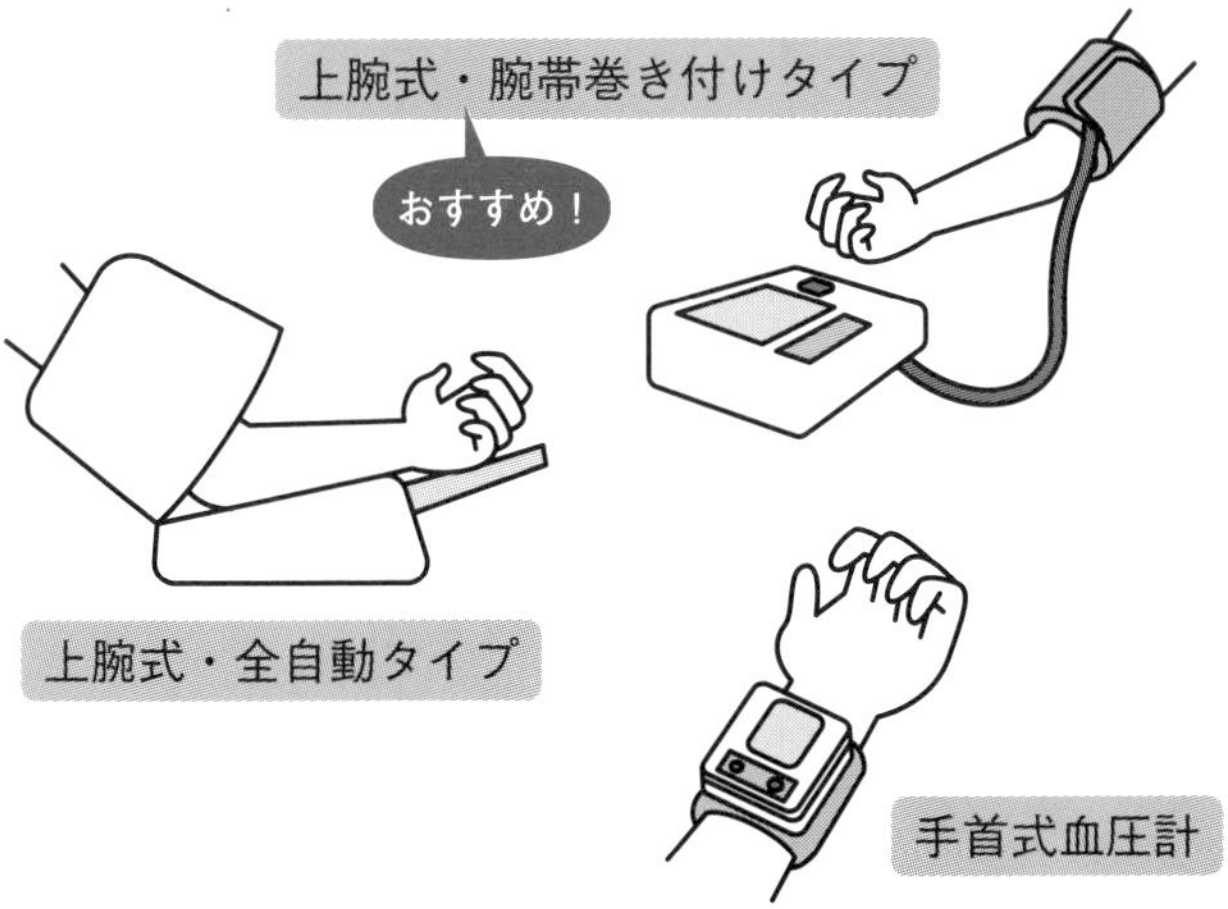

【血圧の基準値の覚え方】

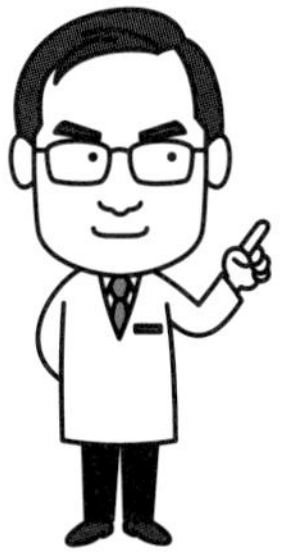

◉世界基準値（診察室血圧）

上 140mmHg未満／下 90mmHg未満

意欲（いよく＝14090）を持って血圧測定

◉家庭で測る基準値（家庭血圧）

上 135mmHg未満／下 85mmHg未満

5下低（ごかてい）でお測りください

家庭で正しく血圧を測る方法

家庭では、**毎朝血圧を測る習慣をつけましょう。朝晩2回測るのが理想です**が、かえってそれがストレスになって、血圧が上がるといけないので、朝1回でも大丈夫です。食前、服薬前、起床後1時間以内には測るようにしましょう。起床後、まず排尿を済ませます。排尿前は交感神経が緊張して、血圧が高く出ることがあるからです。**血圧はちょっとしたことで上下します**。腕を高く上げると血圧は上がり、腕を下げると血圧も下がります。測定時は心臓と大体同じ高さの台に腕を置きます。上腕部で測る場合、パジャマ程度なら長袖を着たままでも大丈夫。腹圧がかかると血圧が高く出るので、リラックスした状態で背もたれつきの椅子に座ります。

ゆっくり深呼吸を10回を繰り返したら、スイッチを押しましょう。2回測った平均値が推奨されていますが、血圧が安定していれば1回でも構いません。

医療機関だと、せいぜい数週間〜年に1回くらいしか測れませんが、家庭なら毎日測れます。**定期的に測定、記録することで、血圧だけでなく、糖尿病や脂質異常症など、生活習慣病を防ぐことにもつながります**。また、朝起きてすぐ測ることで、早朝高血圧の発見ができます。起床前後に血圧が上がると、狭心症や心筋梗塞、脳梗塞を起こしやすくなるので注意しましょう。

血圧はデリケート　リラックスして測ろう

【家庭血圧の測り方】

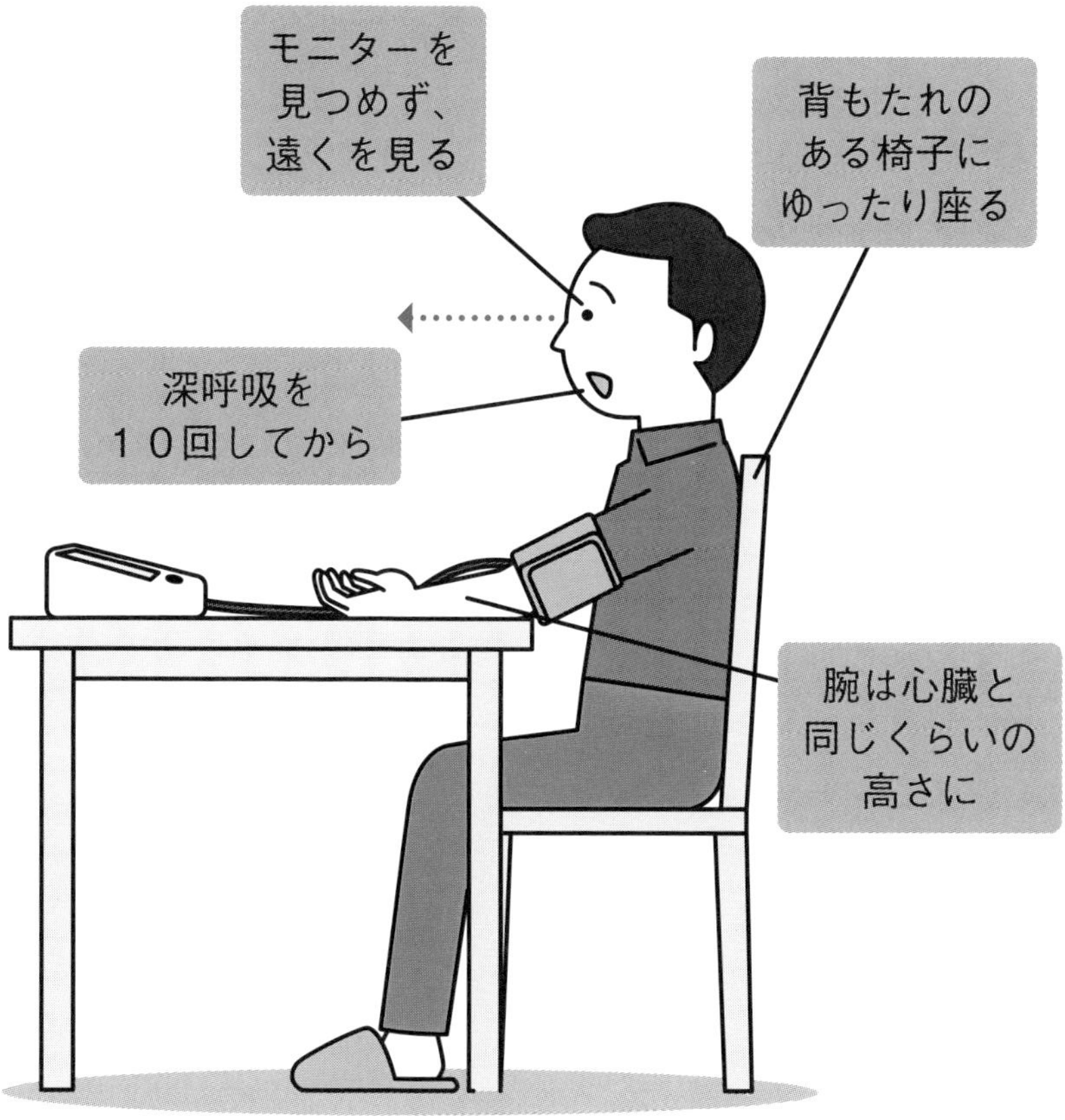
モニターを
見つめず、
遠くを見る
背もたれの
ある椅子に
ゆったり座る
深呼吸を
１０回してから
腕は心臓と
同じくらいの
高さに

◉毎朝1回　◉排尿を済ませて

◉起床後1時間以内　◉食前・服薬前に測ろう

上と下の血圧の差が大きいのも危ない

血圧というと、皆さん上と下の数値ばかり気にしますが、血管が硬くなって、動脈が収縮しにくくなると、最高血圧が上がり、最低血圧が低くなり、その差が広がります。**この最高血圧と最低血圧の差を「脈圧」といいます。脈圧が大きくなると、心臓からの血液を送り出す太い動脈、大動脈の硬化が進んでいることを意味します。**

脈圧は「最高血圧－最低血圧」で計算し、正常値は40〜60未満です。脈圧は年齢とともに大きくなりますが、数値が60以上になると、心筋梗塞を起こす可能性が高まりますので、注意が必要です。

また、**上と下の血圧の平均をとった値を「平均血圧」といいます。大動脈から枝分かれした細い血管に動脈硬化が起こると平均血圧が上がります。**平均血圧は簡易的には(上の血圧ー下の血圧)÷3＋下の血圧で求められます。正常値は90未満で、これを超えると注意が必要です。

例えば上の血圧が170、下が80の場合、下は正常だから安心だと思ったら大間違い。この人の脈圧は170－80=90、平均血圧は(170－80)÷3＋80=110なので、どちらも基準値を超えています。つまり太い血管も細い血管も動脈硬化が進んでいることになります。

動脈硬化のバロメーター、脈圧と平均血圧

【脈圧と平均血圧の求め方】

◉**脈圧＝上の血圧－下の血圧**

60以上は要注意！ 太い血管の動脈硬化の傾向

◉**平均血圧＝（上の血圧－下の血圧）÷3＋下の血圧**

90以上は要注意！ 細い血管の動脈硬化の傾向

【成人における血圧値の分類】

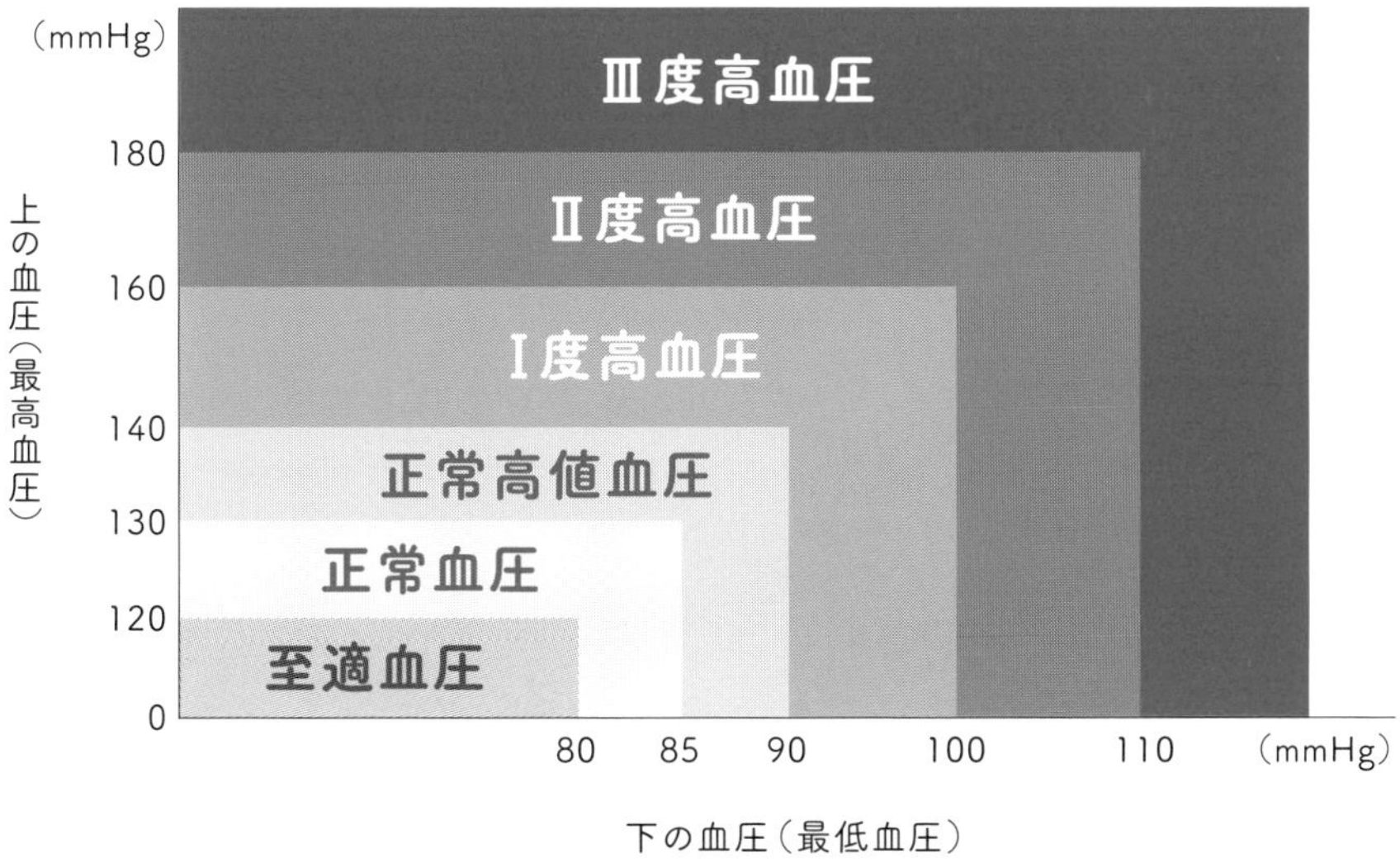

（出典）日本高血圧学会「高血圧治療ガイドライン2014」

血管の大敵、塩分を控えよう

食塩は生命の維持には欠かせないものですが、高血圧の予防と改善には塩分を控えることが非常に大切です。**塩分をとりすぎると、昇圧ホルモンが分泌されて、血圧を上げます。また、血管の内側をなめし皮のように硬くして、動脈硬化を進めます。**

塩分をとりすぎると、のどが渇いて水をたくさん飲みます。すると血液の量も増えるため、血液を送り出す血圧も上がります。

厚生労働省の「国民健康・栄養調査」（平成30年）によると、日本人の食塩摂取量は1日あたり男性11・0g、女性9・3gとなっています。これに対して同省が推奨する目標値（日本人の食事摂取基準2020年版）は男性が1日7・5g未満、女性が6・5g未満です。また、日本高血圧学会では、高血圧患者の目標を1日6g未満としています。

1日11g塩分をとっていたのを6gと半分近くに減らすのは大変ですから、**まずは8割減を目指しましょう。**例えば塩分の多いラーメンの汁は残す、塩せんべいを食べるときは、表面の塩を落として食べるなどして、「塩八分目」を心掛けてください。

まずは「塩八分目」を目指そう

日本人の1日の食塩摂取量	1日の食塩摂取目標値
男性 11.0g	男性 7.5g未満
女性 9.3g	女性 6.5g未満
	高血圧患者 6g未満

【年代別 食塩摂取量】

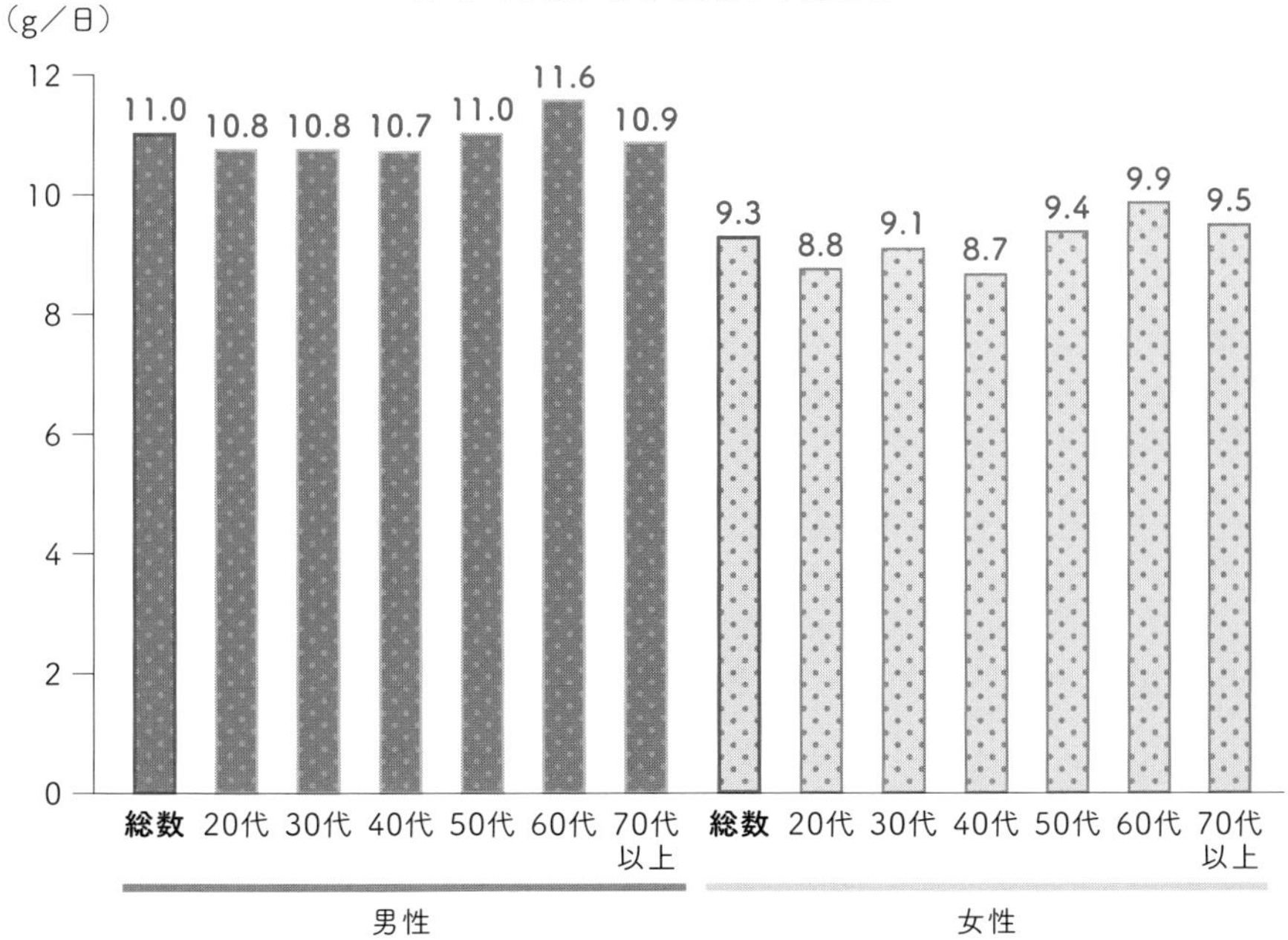

(出典)厚生労働省「国民健康・栄養調査」食塩摂取量平均値(男女別・年齢階層別、グラム/日)2018年

汗をかいたら水だけでなく塩もとれ

脱水症状は血管の大敵。水分が不足すると血液が停滞し、ドロドロになってしまいます。**のどが乾いたら、こまめに水を飲むことが大切です。**運動の前には脱水予防のために水を1杯飲んでおくといいでしょう。

また、**暑い日にスポーツなどで汗をたくさんかいたときは、塩分の補給も大切です。**汗と一緒に塩分も失われているのに、水分だけを補うと、血中の塩分濃度が薄まり、脳は体内の水分が足りていると錯覚して、水を飲みたくなるという現象も。そのまま運動すると、脱水症状で倒れてしまいます。

以前、私が「世界一受けたい授業」というテレビ番組に出演したとき、増田明美さんがホノルルマラソンで塩をとらずに水だけ飲んで倒れた話をされました。それまでの大会ではコーチが塩分の入ったドリンクを用意してくれていたのですが、このときは1人で行ったので、水しか飲まなかったそうです。

私はよく**「のどが乾いたら水を飲め、汗をかいたら塩もとれ」**というのですが、汗をかいたときはスポーツドリンクや塩のタブレットなどで忘れずに塩分補給をしましょう。自分は高血圧で塩分制限をしているからと、炎天下のゴルフ場で水だけを飲んで、熱中症で倒れて亡くなるかたもいます。減塩は大切ですが、必要な塩分まで制限しないように注意してください。

炎天下の運動で**水だけ**を飲むのは危険！

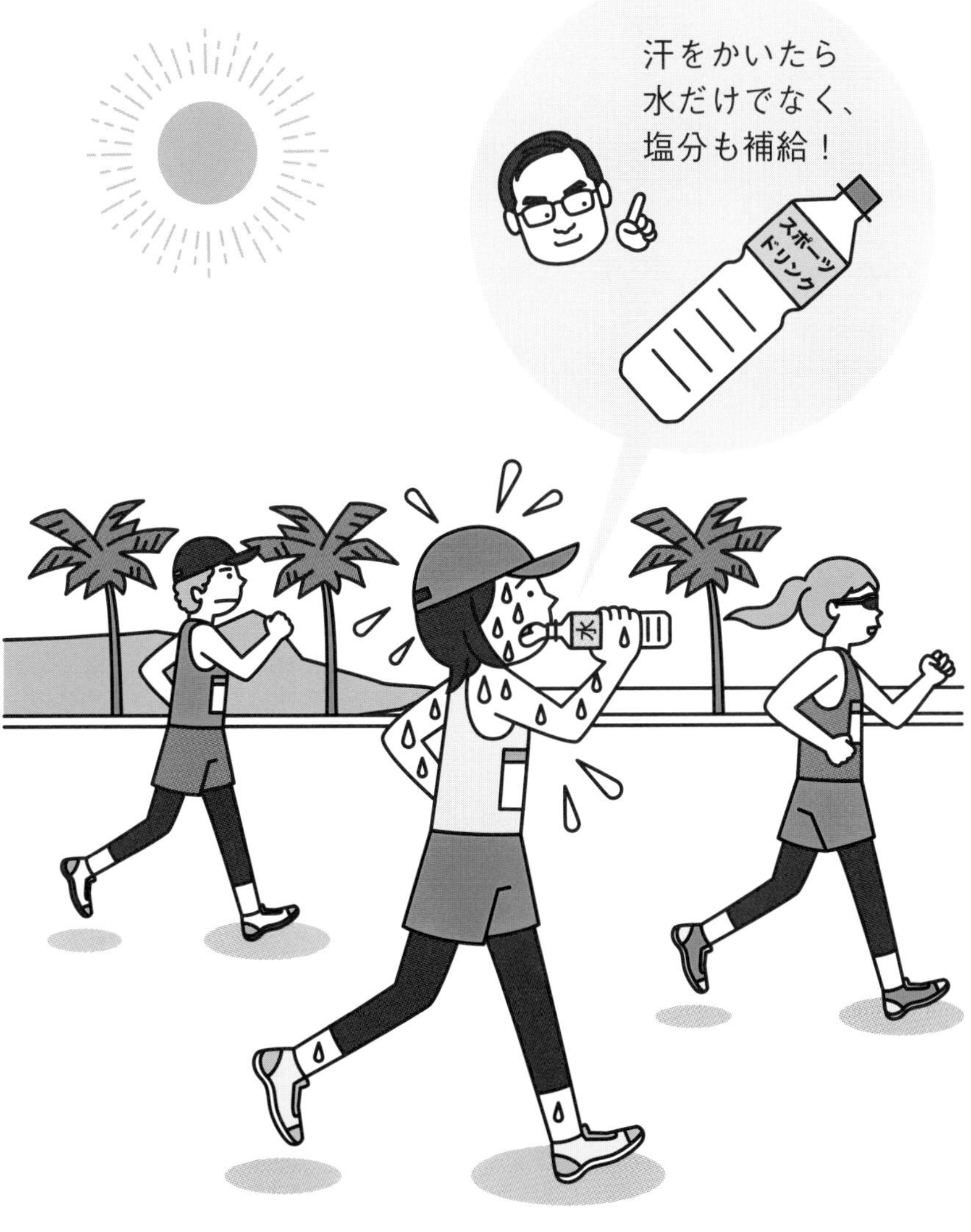

汗をかいたら
水だけでなく、
塩分も補給！
スポーツドリンク
水

熱い湯や長風呂は血管事故のもと

消費者庁の調査によると、入浴中に何らかのアクシデントが起きて亡くなる人は年間19000人と言われており、9割以上は65歳以上の高齢者です。**特に冬場は脱衣場と浴槽内の急激な温度差により、血圧が急激に変動して、心筋梗塞などで突然死を招く「ヒートショック」に要注意。**

入浴中は血管が開いているので、急に立ち上がると一気に血液が足の方に行きます。それで頭に血が足りなくなって立ちくらみを起こし、頭を打って亡くなる方もいます。特に飲酒後は心拍数も上がって心臓に負担がかかっています。温泉などでお酒を飲んだ後に入浴して倒れる事故も増えているので気をつけましょう。

お風呂の温度は少しぬるめの38～41度が適温です。自分が気持ちよくリラックスできる温度が一番ですが、**43度以上の熱い湯に入ると、血管が収縮して一気に血圧が上がります。**また、血小板が活性化して、血栓ができやすくなります。首までつかると心臓に負担をかけるので、つかるのは胸のあたりまでに。

長時間お風呂につかっていると、大量に汗をかいて血液がドロドロになり、脱水症状を起こしやすくなります。つかるのは5～15分にとどめ、その前後にはコップ1杯の水を飲むようにしましょう。

血管と心臓に負担をかけない**入浴法**

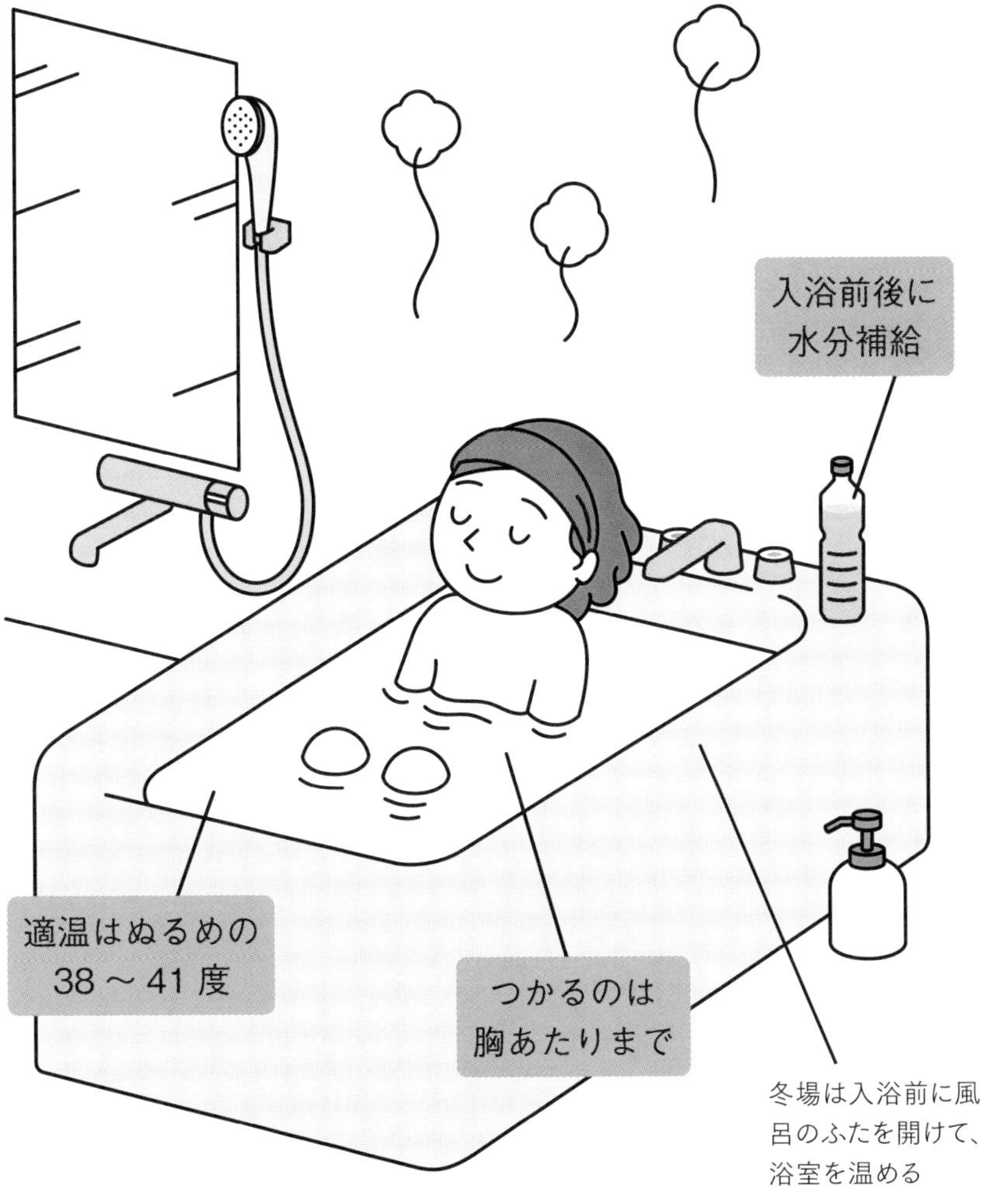
入浴前後に
水分補給
適温はぬるめの
38 ～ 41 度
つかるのは
胸あたりまで
冬場は入浴前に風
呂のふたを開けて、
浴室を温める

◉長風呂はNG! 5～15分に
◉飲酒後の入浴はNG!

睡眠は量より質が大切

人間の体は日中、活動している間は交感神経の働きが活発になり、体温も上がり、血圧や心拍数も高くなります。一方、睡眠中は副交感神経が働き、血管が開いて血液の循環がよくなります。すると血圧は下がり、心拍数も下がるので、心臓や血管を休め、心身のリラックスにつながります。**睡眠不足が続くと、血圧が不安定になり、心臓や血管が休養できず、血管の老化を招きます。**

私の施設でも、ワクチンの開発などで治験のボランティアを集めるのですが、その人たちにお願いするのは、密な場所へ飲みに行ったりしないことと、よく睡眠をとること。十分睡眠をとれば、免疫力が高まって、新型コロナウィルスなどの感染症にもかかりにくくなるし、もしかかっても早く治るからです。

質の良い睡眠をとるには、就寝・起床時間を一定にすることが大切です。睡眠時間には個人差があります。私の父も医者でしたが、毎日4時間しか寝ませんでした。しかしその4時間は叩いても起きないくらい深く熟睡していました。一方、母親の方は眠りが浅く、毎日9時間寝ていましたが、昼間は元気に働いていました。結局父は87歳まで開業医を続け、母も94歳まで生きて、2人とも天寿を全うしました。要は睡眠は時間ではなく質。その人が十分休養をとれて、翌日眠くならず、仕事や家事に集中できればそれでよいのです。

質の良い睡眠が血管の老化を防ぐ

【睡眠が血管に及ぼす効果】

1 血管を開いて**血液循環**をよくする

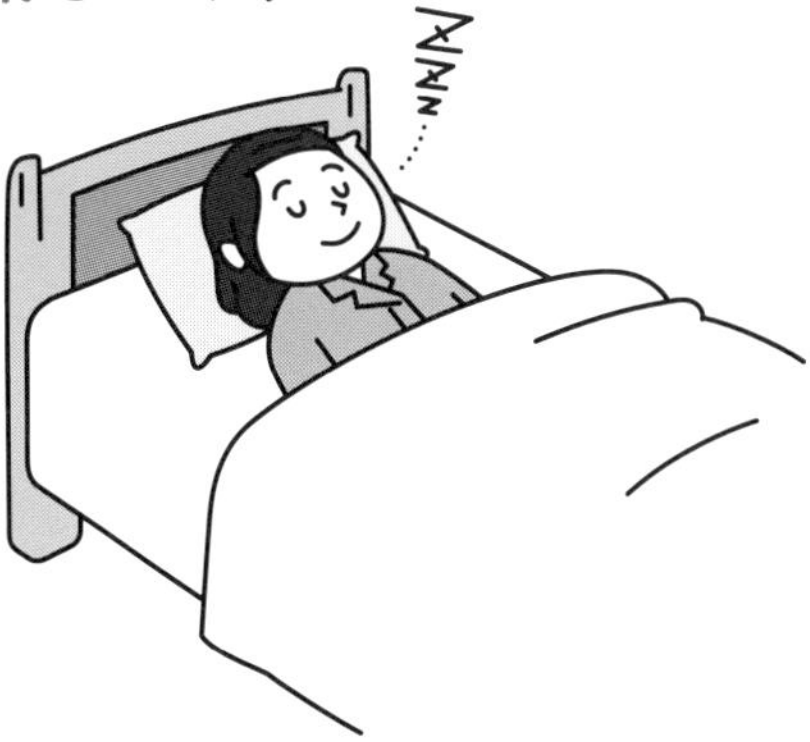

2 **血圧**を下げて
安定させる

3 **心拍数**を下げて
心臓に休養を与える

4 **免疫力**を高めて感染症などの病気を
予防、改善しやすくする

5 副交感神経を優位にして心身を**リラックス**

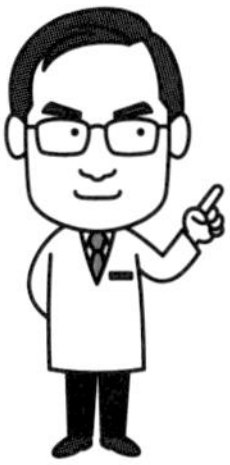

毎日同じ時間に就寝・起床すると、体内時計が整い、昼間は活動的に、夜はぐっすり眠れるようになります。遅くとも日付が変わる前には床につくようにしましょう。

適度なお酒は血管を柔らかくする

血管のためにお酒をやめる必要はありません。むしろ**適量のお酒は善玉コレステロールを増やし、血行を促進し、血管を柔らかくすると言われています。**また、晩酌で日ごろのストレスを解消し、リラックスすることも血管の若返りには有効です。

中でも赤ワインに含まれるポリフェノールには、抗酸化作用があり、動脈硬化の予防が期待できます。フランス人に心筋梗塞の発生が少ないのも、赤ワインをよく飲むからだと言われています。また、日本酒やビールには血液をサラサラにする効果があります。

ただし、泥酔するほど大量に飲めば、血圧も上がり、ドロドロ血液になります。ビールなら中びん1本、日本酒なら1合、ワインならグラス2杯程度を目安に、適量を守りましょう。

お酒のおつまみには、塩辛いものや揚げ物などカロリーの高いものが多いです。**なるべくあっさりしたおつまみを少量とるようにして、塩分やカロリーのとりすぎに気をつけてください。**

なお、健康診断で肝機能のγ－GTP、ALT、ASTの値が基準値を超えた方は要注意。数値によっては酒量を減らす、禁酒するなどの対策が必要です。

適量とはどのくらい？

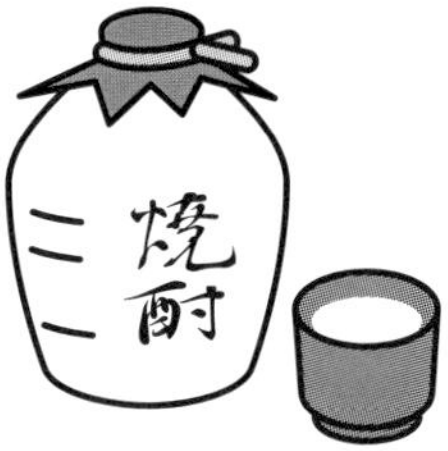

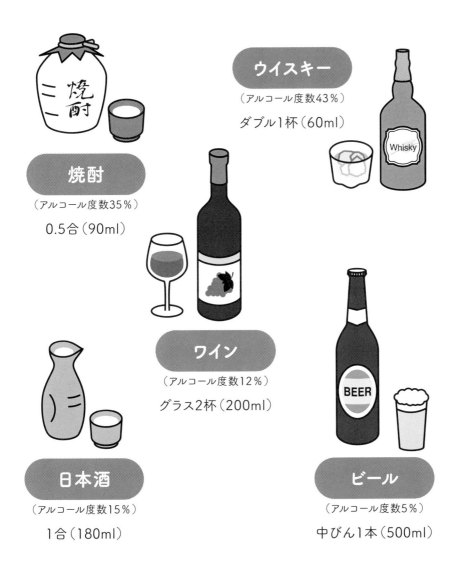

焼酎

（アルコール度数35％）

0.5合（90ml）

ウイスキー

（アルコール度数43％）

ダブル1杯（60ml）

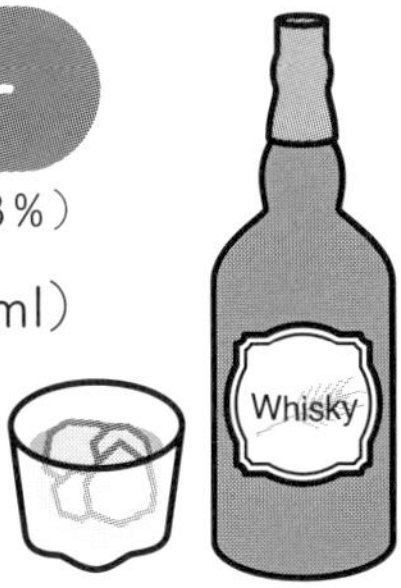

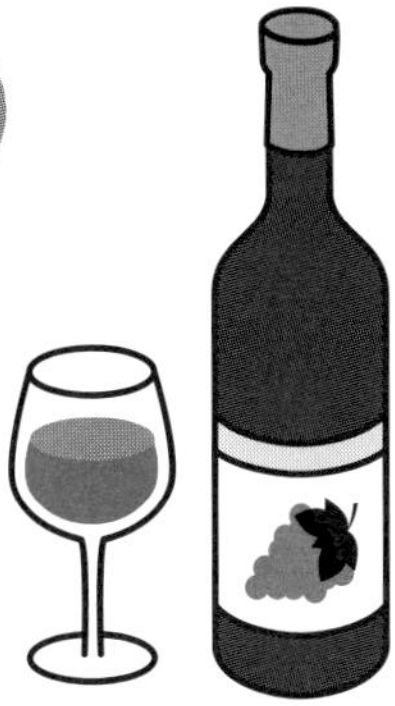

ワイン

（アルコール度数12％）

グラス2杯（200ml）

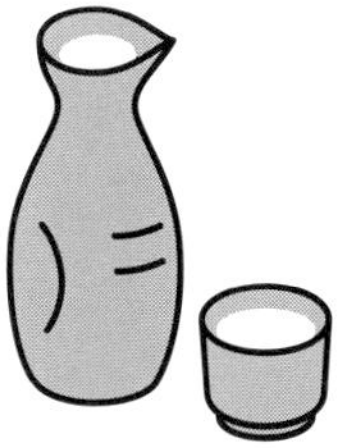

日本酒

（アルコール度数15％）

1合（180ml）

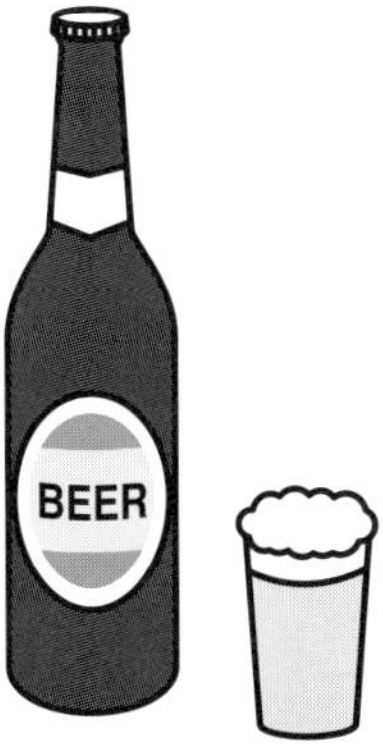

ビール

（アルコール度数5％）

中びん1本（500ml）

突然死を招きやすいA型行動タイプとは

血液型ではなく、狭心症や心筋梗塞などの心疾患を起こしやすい「A型行動タイプ」というのがあるのをご存知ですか。**短期でせっかち、まじめで責任感が強く、負けず嫌い、完璧を目指すといった行動パターン**で、1959年にアメリカのフリードマンらによって提唱されました

逆に何事もあくせくせず、のんびりマイペースな人をB型行動タイプと呼びます。AタイプはBタイプに比べて2倍も心疾患を発症しやすいとも言われています。自分がA型行動タイプに当てはまるのか、左頁のチャートでチェックしてみましょう。

A型の人はちょっとしたことでもストレスを感じやすく、それをうまく発散することが苦手です。ストレスがたまると血圧が上がったり、血管にダメージを受け、突然死につながる血管事故を起こしかねません。

まじめで仕事熱心な日本人にはAタイプの人が多く、一見このタイプは成功しそうに見えますが、ストレスによって体をこわしては元も子もありません。**無理な仕事は引き受けない、限界以上に頑張り過ぎないなど、何事も「ほどほど」を心掛け、**ストレスがたまる前に仕事や家事を少し休んで、心身ともにリラックスする工夫をしましょう。

せっかち、短気、完璧主義な人は要注意！

突然死の危険アリ?!

【A型行動タイプ チェックリスト】

	はい	時々	いいえ
毎日忙しい生活だ	2	1	0
時間に追われている	2	1	0
何事にも熱中しやすい	2	1	0
夢中になると気持ちが切り替えにくい	2	1	0
何事も徹底的にやらないと気が済まない	2	1	0
自分の仕事や行動に自信がある	2	1	0
緊張しやすい	2	1	0
イライラしたり怒りっぽい	2	1	0
几帳面だ	2	1	0
勝気な方だ	2	1	0
気性が激しい	2	1	0
競争心が強い	2	1	0

↓

すべての項目の合計点を出しましょう。

17点以上ならA型タイプです。

笑って泣いて、血管もリラックス

人間はカーッとしたり、緊張したりすると、交感神経が活発になり、血圧や心拍数が上がります。血管も収縮し、血栓ができやすくなります。**いつもイライラして怒りっぽい人は、心筋梗塞などで突然死を起こしやすいのです。**

逆に笑いは血管を若返らせます。笑うと副交感神経が活性化し、血管が開いて血圧も下がります。また、βエンドルフィンという脳内モルヒネを分泌し、気分を爽快にして、心身の緊張をほぐしてくれます。笑いにはストレスホルモンの分泌を抑え、血糖値を下げる効果もあります。さらに免疫力を高め、病気にかかりにくくすると言われています。

泣くことも血管の健康には大切です。泣きたいのを我慢すると、ストレスで交感神経が緊張し、血管が収縮します。涙の中には脳から分泌されるプロラクチン、コルチゾール、ACTHといったストレス物質が含まれています。涙を流すと、これらのストレス物質が一緒に排出され、心身ともにリラックスします。また、副交感神経が活性化し、血管が広がって血圧も下がり、それが血管の若返りにつながります。

うれしいときは思い切り笑い、つらいときは我慢せずに泣いていいのです。そしてうまくストレスを発散し、血管もリラックスさせてあげましょう。

血管若返りの薬は**笑い**と**涙**

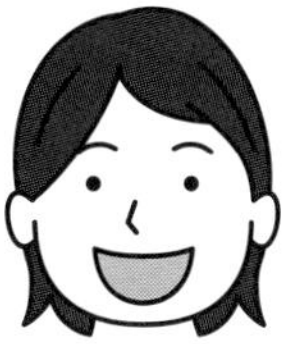

笑いの効用

1. 副交感神経を活性化し、血管を開く
2. 血圧を下げ、血管と心臓の負担を減らす
3. ストレスホルモンを抑えて、血糖値を下げる
4. 免疫力を高め、病気の発症を防ぐ

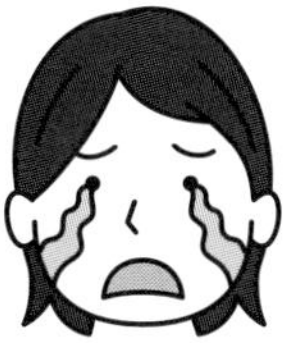

涙の効用

1. 涙と一緒にストレス物質を排出
2. 心身がリラックス
3. 副交感神経を活性化し、血管を開く
4. 血圧を下げ、血管と心臓の負担を減らす

↘ ↙

血管が若返る

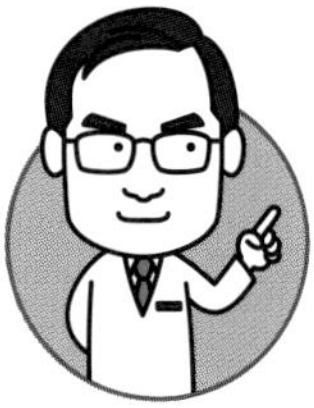

血管年齢が若返る
食習慣4か条

1

野菜中心・野菜優先

食事のときは「野菜を真っ先に、これでもかというくらい十分食べる」のが高沢式健康法の基本。満腹感を得やすく、脂肪の吸収を抑え、食後高血糖を防ぐなどさまざまなメリットが。

2

食事は腹八分目に

悪玉コレステロール値が高い脂質異常症は食べすぎ、肥満が主な原因。面倒なカロリー計算は続かないので、全体の食事量をざっくり8割減らすように心がけましょう。

3

塩も八分目

高血圧の主な原因のひとつは塩分のとりすぎ。急に減らすのは難しいので、醤油の代わりに酢を使う、だしやハーブを効かせるなど工夫して、まずは塩分八割減を目指しましょう。

4

1日1回和食を

動物性脂肪の多い肉料理中心の食事から、低カロリーで魚や野菜中心の和食にシフト。まずは1日1回、唐揚げやラーメンを焼き魚定食に変えるだけで動脈硬化の予防につながります。

第4章

食べる、動く
体の中から
血管を
若返らせる方法

高コレステロール値は食べすぎが原因

1章で述べたように、血液中のLDLコレステロールの値が高いと血管壁にプラークを作り、動脈硬化、ひいては突然死の原因になります。では、どうやってコレステロールを減らせばよいのでしょうか。

そもそもコレステロールは細胞膜や神経組織、ホルモンの生成には欠かせない物質。LDLコレステロールも増えすぎると有害なので「悪玉」と呼ばれていますが、人間の体にはなくてはならないものです。

巷にはコレステロールフリーなどとうたった食品がありますが、それを食べたから悪玉コレステロールが減るわけではありません。**また、コレステロールを多く含む食品を食べたせいで、血中のコレステロール値が高くなったという人がいますが、これも勘違い。**食べたもののコレステロールが血液に行くのは20％だけで、残りの80％のコレステロールは肝臓で作られているのです。

ではこの肝臓でコレステロールを作り出すもとになっているものは何かというと、炭水化物、たんぱく質、脂肪など、全てが原料となります。つまり、**悪玉コレステロールが増えるのは食事の総摂取カロリーが多すぎる＝食べすぎのせいです。**食べもののコレステロールだけを控えても、トータルの摂取カロリーを減らさなければ意味がないのです。

コレステロールを摂るから
悪玉コレステロールが増えるのではない

【悪玉コレステロールができるしくみ】

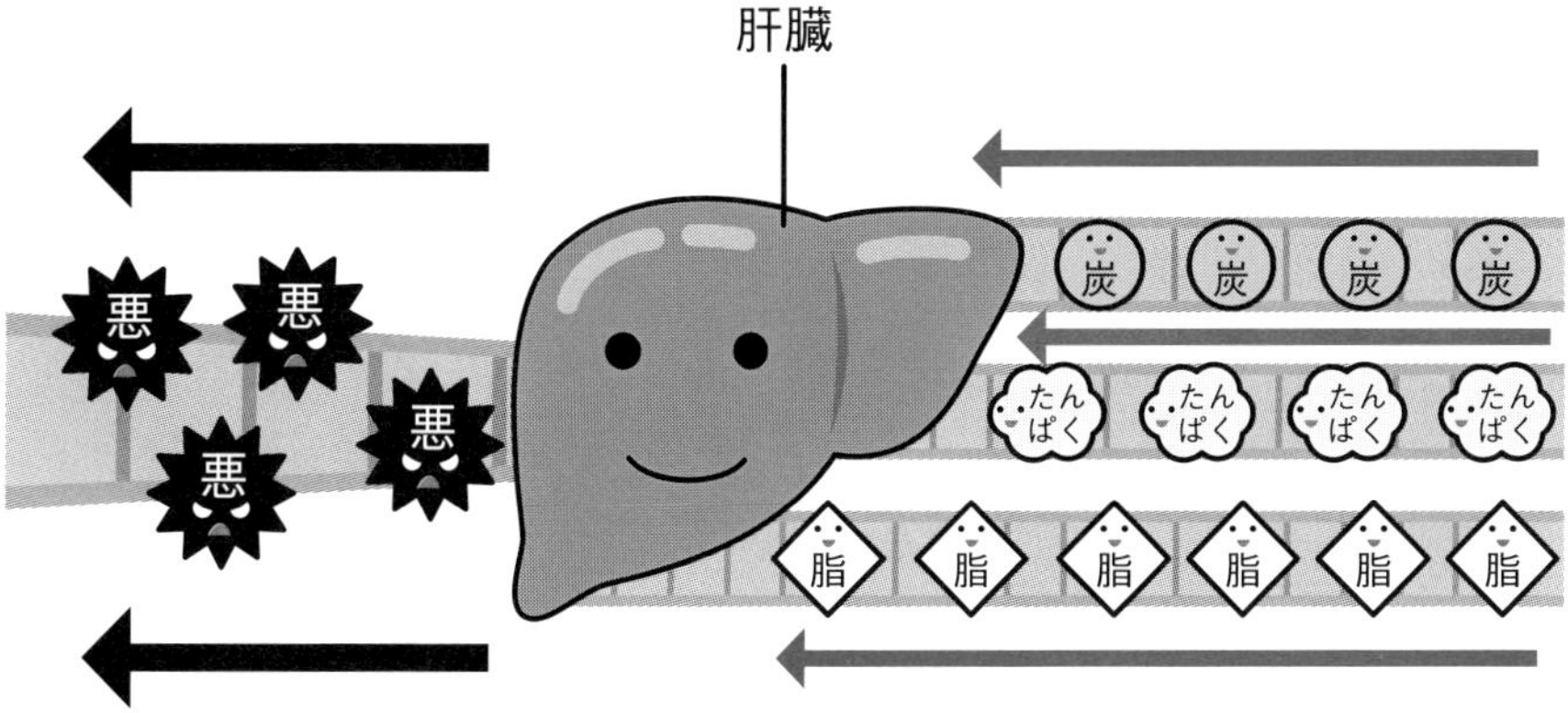

肝臓
悪
悪
悪
悪
炭
炭
炭
炭
たんぱく
たんぱく
たんぱく
たんぱく
脂
脂
脂
脂
脂
脂

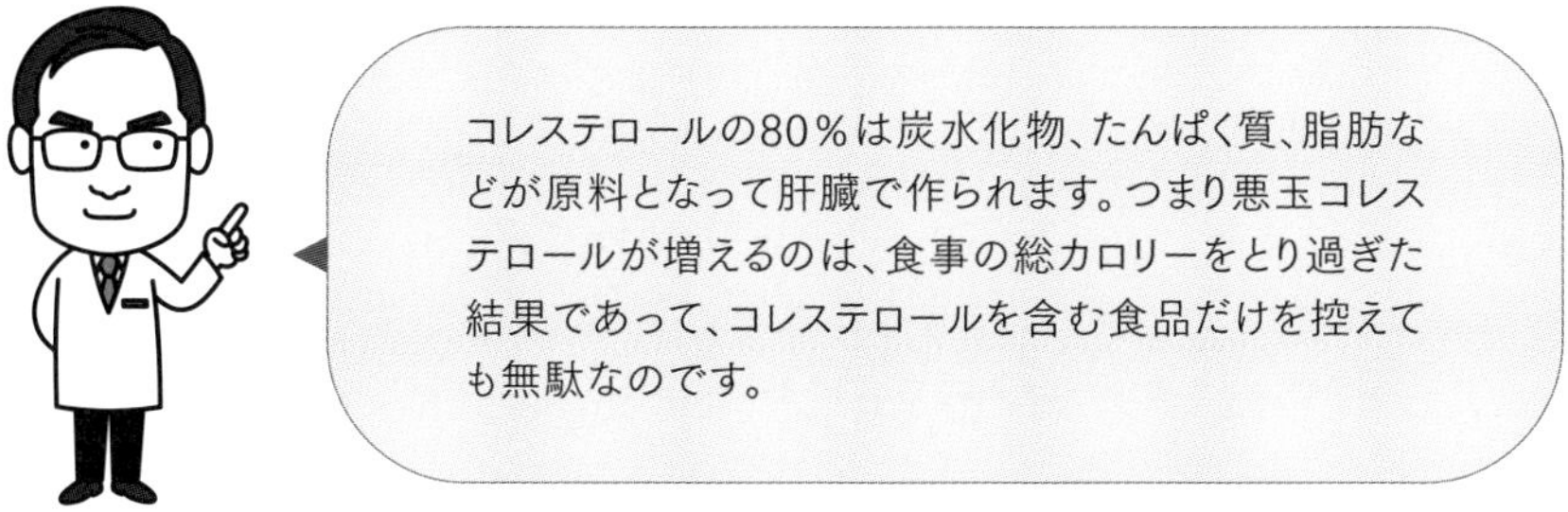

コレステロールの80％は炭水化物、たんぱく質、脂肪などが原料となって肝臓で作られます。つまり悪玉コレステロールが増えるのは、食事の総カロリーをとり過ぎた結果であって、コレステロールを含む食品だけを控えても無駄なのです。

腹八分目の食事が脂質異常症を防ぐ

脂質異常症の中には、痩せていて皮下脂肪も少なく、油っこいものもほとんど食べていないのに悪玉コレステロールの値が異常に高い方もいます。これは**遺伝的にコレステロールを多く作り出してしまう「家族性高コレステロール血症」**です。若いうちから動脈硬化が進んで、血管が狭くなったり詰まったりして、将来心筋梗塞や脳梗塞を起こす可能性もあるので、医師に相談しましょう。薬での治療が必要になることもあります。

しかし、現在の日本においては、やはり**過食、過体重によって悪玉コレステロールが高くなっている人が多い**のが現状です。生活習慣を改め、食事の総カロリーを減らし、減量することが大切です。食べすぎは禁物、腹八分目を目指しましょう。早食いの人は満腹感を得にくいので、ゆっくりよくかんで食べるようにしてください。

左頁の式で肥満度を表す体格指数、BMIを計算してみましょう。適正値は最も病気が少ないとされる22で、25を超えたら肥満です。例えば身長170cm、体重75kgの人のBMIは約25・95になりますから、軽度の肥満になります。最近は体脂肪率も重視されており、特に**内臓脂肪型肥満**は生活習慣病の危険もあります。**毎日一定の条件で体重を測定して、体重を増やさないことが大切です。**

肥満度指数、BMIは25以下をめざそう

【BMIの計算式】

BMI＝体重（kg）÷身長（m）÷身長（m）

18.5未満	低体重
18.5～25未満	普通体重
25～30未満	肥満（1度）
30～35未満	肥満（2度）
35～40未満	肥満（3度）
40以上	肥満（4度）

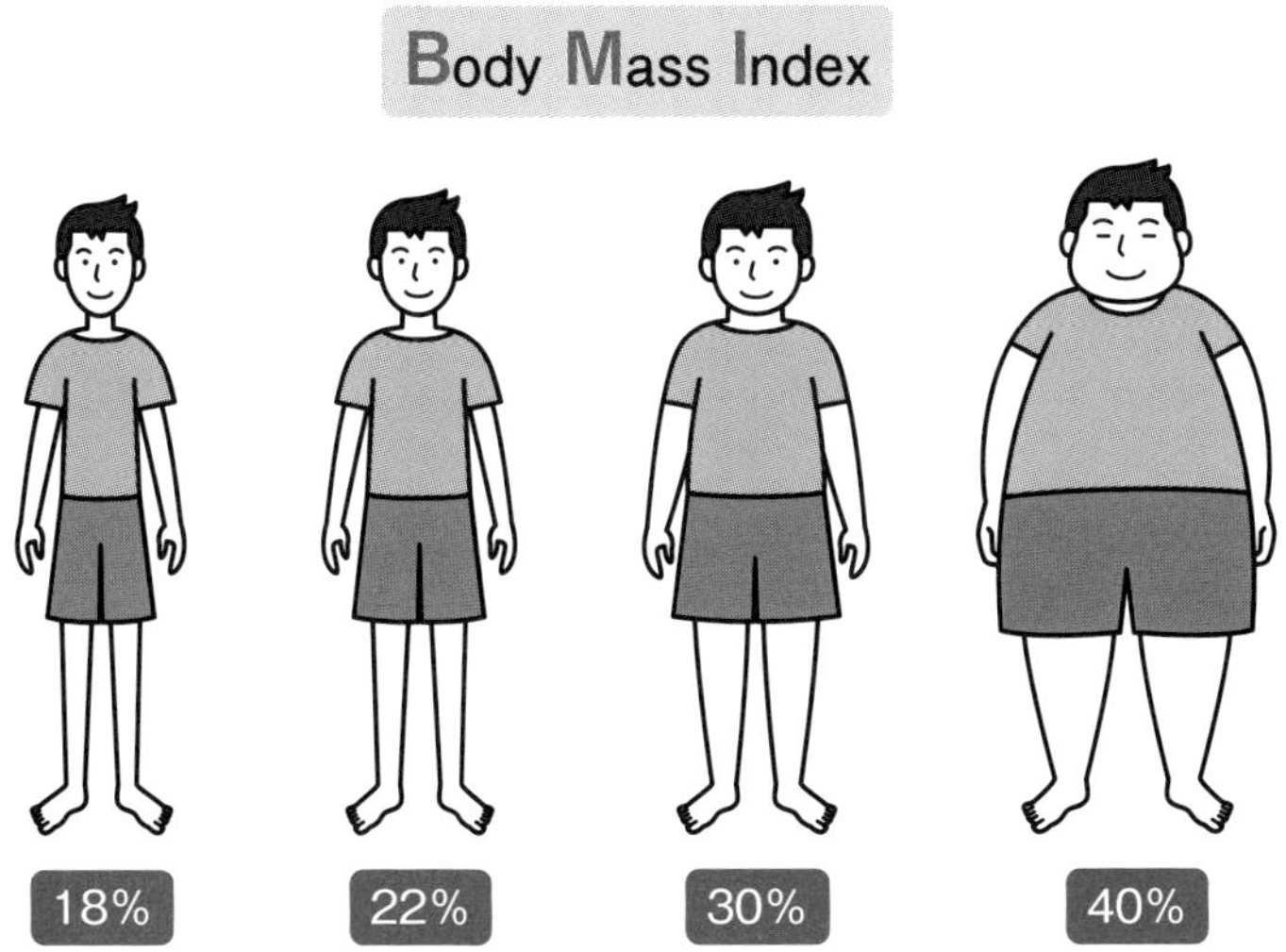

食事の基本は野菜中心・野菜優先

私が東京医大病院の健診センター長をしていた頃、健康診断でコレステロール値が高い患者さんにどんなものを食べればよいかと相談を受けて、よくお勧めしたのが**「野菜中心、野菜優先」**の食生活です。これをちゃんと実践すると、多くの人は翌年の健診で数値に効果が現れます。食事療法の難しい計算も不要で、奥様たちにも喜ばれました。

野菜が健康にいいのは皆さんご存知ですが、ただ何となく野菜を食べるだけでは不十分です。血管の老化を防ぐために私がぜひおすすめしたいのは**「食事のとき、野菜を真っ先に、これでもかというくらい十分に食べる」ということです。**

では1日にどのくらいの野菜を食べればいいのでしょうか。厚生労働省が提唱する健康づくりの指標「健康日本21」では、**1日に350g以上の野菜を食べる**ことを目標にしています。しかし実際の野菜摂取量は成人男性で約290g、女性で約270gと、目標値に達していない人がほとんどです。

1日に350gというのはお椀2杯分くらいですが、最近ではスーパーやコンビニでも350gの野菜パックが売られていますから、見ておくといいでしょう。

1日にどれくらいの野菜を食べればいいの？

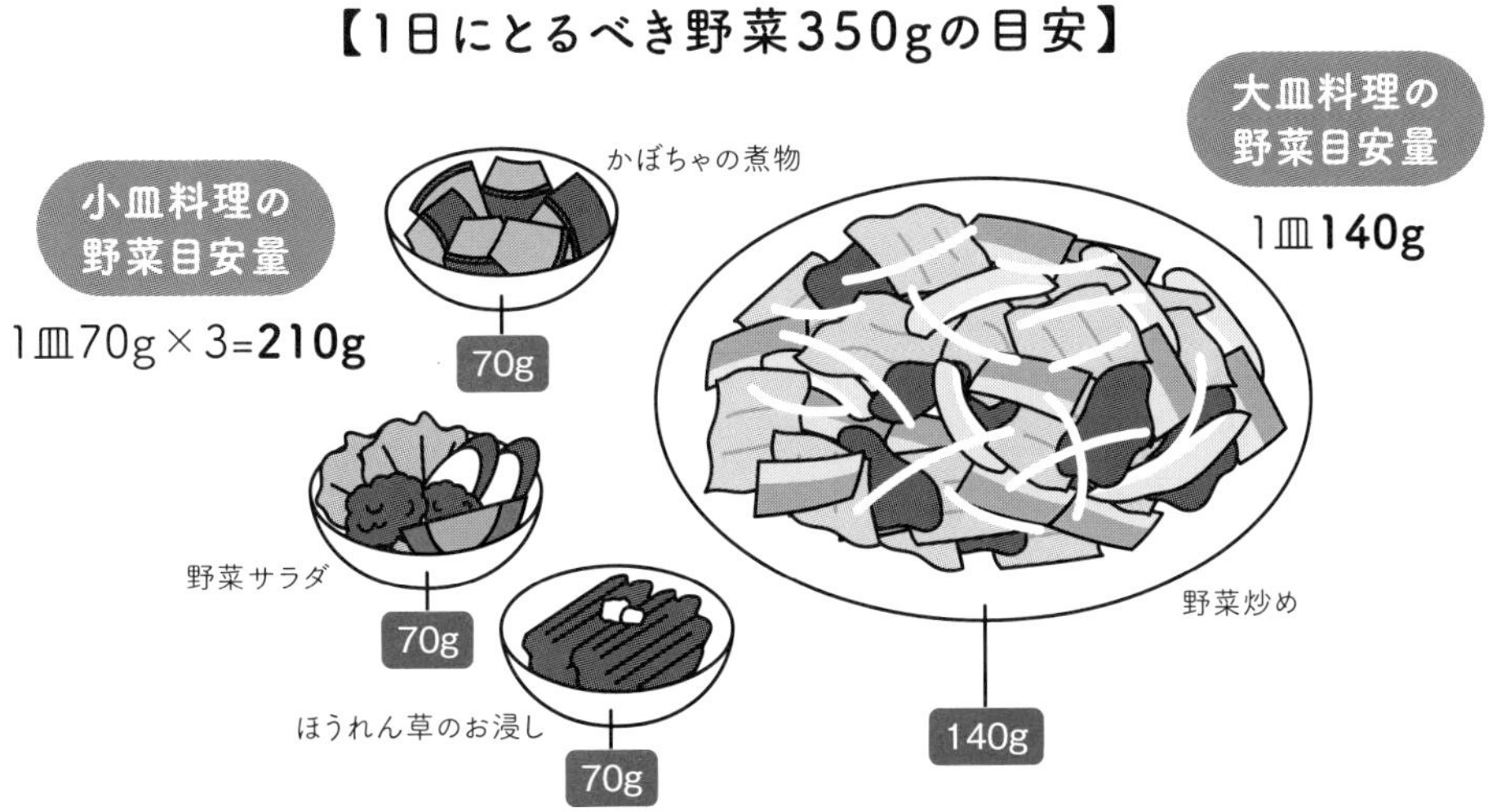

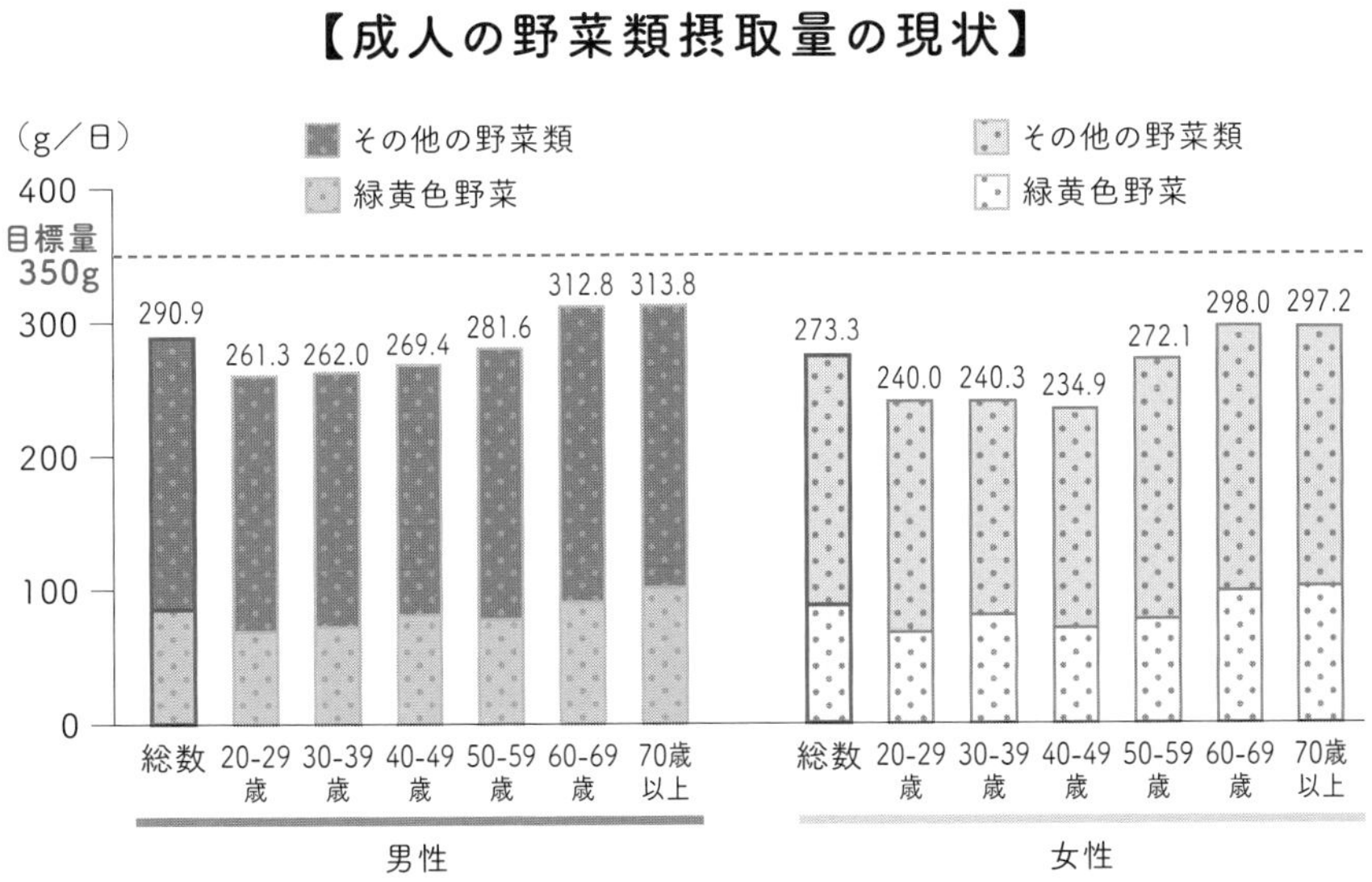

（出典）厚生労働省「国民健康・栄養調査」（平成30年）をもとに作成

野菜を先に食べると血管も喜ぶ

では「野菜を先にいっぱい食べる」ほうがいいのは何故でしょうか。例えばメインのステーキを食べた後で野菜サラダを食べると、もう舌が濃い味に慣れてしまっているので、ドレッシングをたくさんかけてしまいます。しかし、おなかが空いているときに**最初に野菜を食べると、薄味でもおいしく食べられます。**ドレッシングの塩分を減らし、高血圧を予防することができるのです。

野菜は低カロリーでありながら「かさ」が多いので、最初に野菜をたっぷり食べると、それだけでおなかが満たされて、後からステーキやごはんをたくさん食べずにすみます。**腹八分目を実践しやすくなり、肥満も防げます。**

野菜に含まれる食物繊維には、余分な脂質の吸収を抑える働きがあります。先に腸の中に食物繊維が入っていると、**あとから来たステーキなどの肉汁や脂が食物繊維にからまって腸の粘膜から吸収されず、便として排出されます。**これにより血管の大敵、悪玉コレステロールがたまるのを防ぐことができます。

食物繊維には糖質の吸収をゆるやかにし、食後の血糖値の急激な上昇を抑える働きもあります。血糖値が急に上がると、多量のインスリンを分泌するため、血管やすい臓にダメージを与えます。**野菜を先に食べて血糖値をコントロールすることで、糖尿病やその合併症の予防にもなるのです。**

血管若返りの合言葉は「や・さ・い」

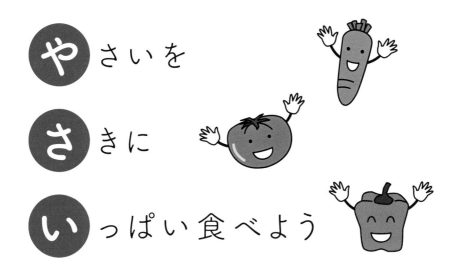

やさいを

さきに

いっぱい食べよう

【野菜中心・野菜優先のメリット】

◉薄味でも満足でき、**塩分摂取**を抑える

◉**満腹感**を得やすく、食べすぎ、肥満を防ぐ

◉食物繊維が**脂質の吸収**を抑える

◉**食後高血糖**を防ぎ、糖尿病を予防

◉カリウムが**塩分を排出**し、高血圧を予防

◉ファイトケミカルの**抗酸化作用**

6色の野菜でファイトケミカルを摂取

脂質異常症による動脈硬化を防ぐには、悪玉コレステロールの酸化を防ぐことが重要です。トマトの赤やブロッコリーの緑など、**野菜の色素成分には悪玉コレステロールの酸化を防ぐ抗酸化物質が豊富に含まれています。**

野菜の色素や香り、辛味、苦みなどに含まれる機能性成分のことを**「ファイトケミカル」**といいます。ファイトはギリシャ語で植物、ケミカルは化学成分の意味で、血圧の安定、血流改善など、血管に良い効果もたくさんあります。

抗酸化作用の高い代表的なファイトケミカルには、ブルーベリーやぶどうに多く含まれるアントシアニン（ポリフェノールの一種）、にんじんやかぼちゃに多いβ－カロテン、トマトやすいかに多いリコピンなどがあります。

ファイトケミカルの種類は数万ともいわれ、全部覚えるのは不可能ですが、血管を健康に保つには、毎日同じものばかり食べるのではなく、**赤、黄、緑、紫、白、黒と6色の野菜や果物を彩りよく食卓に登場させることが大切です。**

なお、ファイトケミカルは野菜以外にさまざまな飲み物にも含まれています。赤ワインにポリフェノールが豊富なのはよく知られていますが、実はコーヒーにも含まれ、血栓を予防する効果もあります。また、緑茶にもカテキンやタンニンなどさまざまなポリフェノールが含まれています。

血管を酸化から守る
ファイトケミカルの優れた抗酸化パワー

【ファイトケミカルが豊富な野菜と果物】

ポリフェノール系

● **アントシアニン**
ブルーベリー、なす、赤シソ、紫いも

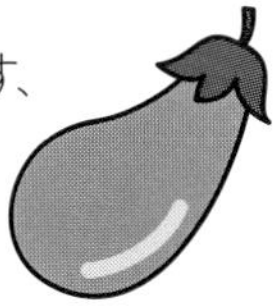

● **ヘスペリジン**
みかん、はっさく

● **ケルセチン**
玉ねぎ、柑橘類

カロテノイド系

● **β-カロテン**
にんじん、かぼちゃ

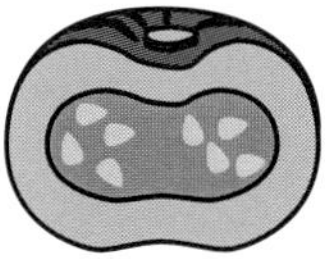

● **リコピン**
トマト、すいか、グレープフルーツ

● **ルテイン**
とうもろこし、ほうれん草、ケール

イオウ化合物

● **スルフォラファン**
ブロッコリー、キャベツ

● **システィンスルホキシド**
にんにく、玉ねぎ

サポニン

● **サポニン**
大豆、高麗人参

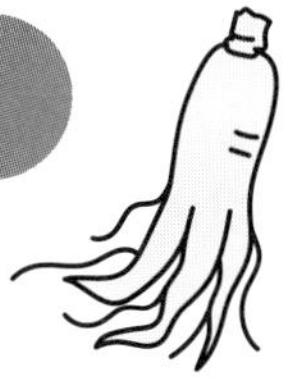

テルペン類

● **チモール**
タイム、オレガノ

青魚のEPA、DHAで血管が若返る

いわしやさんまなどの青魚に多く含まれる不飽和脂肪酸、EPAとDHAは動脈硬化を防ぎ、血管を若返らせる栄養素として注目されています。

ＥＰＡは血小板を凝集させるトロンボキサンという物質の生成を抑制し、血栓ができるのを防ぎます。また、傷ついた血管を修復し、柔らかくしなやかな血管に戻してくれます。ＤＨＡは脳の神経細胞の発育や機能の安定に欠かせない栄養素で、余分なコレステロールや中性脂肪の代謝を促進する働きもあります。

魚は焼くと脂分が落ちて、ＥＰＡやＤＨＡも失われてしまうので、刺身で食べるか、蒸す、煮るなどの調理法がおすすめです。また、ＥＰＡやＤＨＡは酸化しやすいので、長期間冷蔵庫に保存せず、新鮮なうちに食べましょう。

最近、青魚よりも効率的に必須脂肪酸をとれると注目されている健康食材が、えごまからとれる油、「えごま油」です。この油に含まれるα－リノレン酸は体内に入るとＥＰＡやＤＨＡに変換されます。

厚生労働省の「日本人の食事摂取基準（２０２０年版）」によるＤＨＡ、ＥＰＡ、α－リノレン酸を含むｎ－３系の必須脂肪酸の１日の摂取目安量は18～49歳の場合、男性２・０ｇ、女性１・６ｇとなっています。青魚やえごま油を積極的にとって、血管を若返らせましょう。

1日約2gの必須脂肪酸をとろう

【n-3系脂肪酸の食事摂取基準（g／日）】

年齢	男性	女性
18〜29歳	2.0	1.6
30〜49歳	2.0	1.6
50〜64歳	2.2	1.9
65〜74歳	2.2	2.0
75歳以上	2.1	1.8

（出典）厚生労働省「日本人の食事摂取基準（2020年版）」をもとに作成

1日2gの必須脂肪酸ってどのくらい？

さんま 1尾

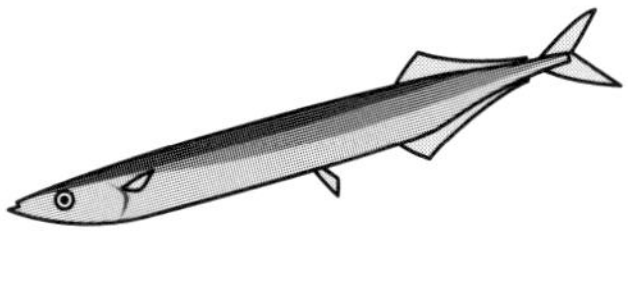

あじの干物 2尾

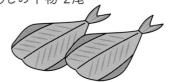

いわしの刺身 8切れ

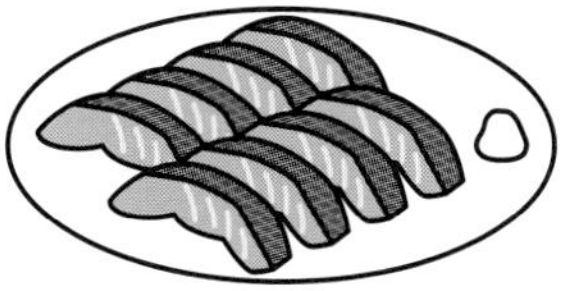

えごま油 小さじ1（4g）

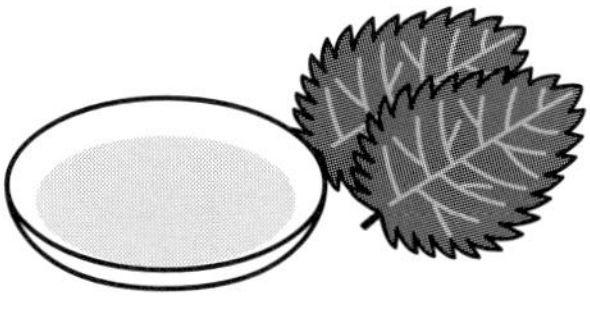

大豆たんぱくがコレステロールを撃退

大豆は「畑の肉」と呼ばれる良質なたんぱく資源。大豆たんぱくに含まれるペプチドは胆汁酸と結合し、悪玉コレステロールをからめとって便として排出します。この作用は特に**血中の悪玉コレステロールが多いときに強く働き、コレステロール値を正常に保ちます。**

大豆たんぱくには悪玉コレステロールの酸化を防ぎ、血管壁にプラークができるのを予防したり、善玉コレステロールの酸化を防いで、余分なコレステロールの回収を助ける働きもあります。また、高血圧の原因となる塩分（ナトリウム）を排出、血圧を上げる酵素の働きを阻害して、血圧を安定させるなど、血管の健康にさまざまな効果があります。

日本には豆腐や味噌、おからなど、いろんな大豆製品があるので、和食でたくさん大豆をとるようにしましょう。中でも注目したいのが納豆。**納豆に含まれる「ナットウキナーゼ」には、血栓を溶かす働きがあり、心筋梗塞などの血管事故を防ぎます。**

ただし、血液の凝固を防ぐ「ワーファリン」という薬を飲んでいる方は要注意。納豆菌が大腸内でビタミンKを産生し、血液を固まらせる凝固因子が活性化してしまうので、納豆は食べないようにしてください。

畑の肉、**大豆**を毎日とろう

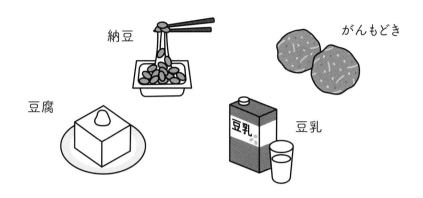

【大豆たんぱくを多く含む食品】

木綿豆腐	7.0g
絹ごし豆腐	5.3g
凍り豆腐（乾）	50.5g
糸引き納豆	16.5g
おから（生）	6.1g
豆乳	3.6g
湯葉（生）	21.8g
油揚げ（生）	23.4g
がんもどき	15.3g
生揚げ	10.7g

（出典）八訂 食品成分表2021　（可食部100gあたり）

激しい運動はNG、笑顔で有酸素運動を

血管の若返りには、体を動かして、血の巡りをよくすることがとても大切です。私はよく患者さんからどんな運動をすればよいか聞かれるのですが、その人が快適と感じる運動なら何でも構いません。ただし、競技大会に出るわけではないので、心臓に負担をかけるハードな運動は逆効果。体内で活性酸素が発生し、悪玉コレステロールを酸化させ、動脈硬化を進行させてしまいます。

運動には、息をつめて瞬発的に力を出す「無酸素運動」と、十分に呼吸をしながら行う「有酸素運動」があります。無酸素運動の代表格はバーベルなどを使った息がハアハア上がる筋肉トレーニング。一方の有酸素運動はニコニコ笑ってできる程度のウォーキングやジョギングなどで、血管によいのは後者です。

有酸素運動をすると、中性脂肪を分解する酵素を活性化させるので、善玉コレステロールを増やし、悪玉コレステロールを減らすことができます。インスリンの効きがよくなり、血糖値を下げる効果もあります。

また、有酸素運動によって**ブラジキニンという酵素が働きだすと、血管の一酸化窒素を刺激して、血管を広げます。**それによって血液の循環がよくなり、血圧も下がるなど、いいことづくめ。このあと無理なく続けられる有酸素運動をいくつか紹介しますので、ぜひ日常の習慣にしてください。

「ハアハア」運動より「ニコニコ」運動

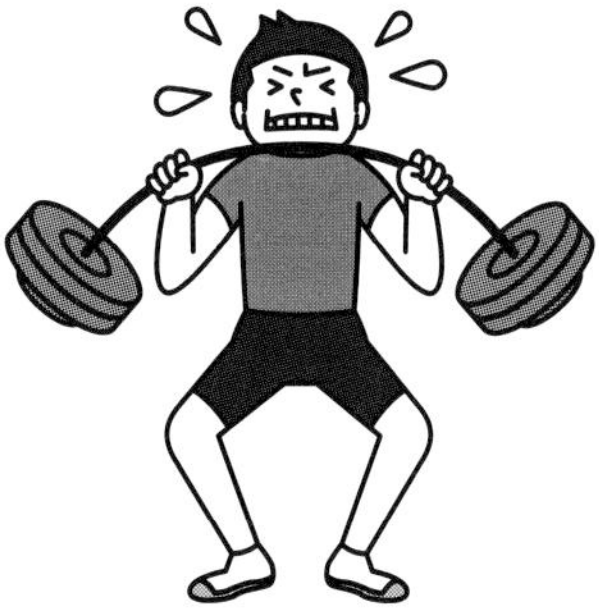

無酸素運動

短距離走、筋力トレーニング、
ウエイトリフティングなど
息をつめて行う

↓

血管を老化させる

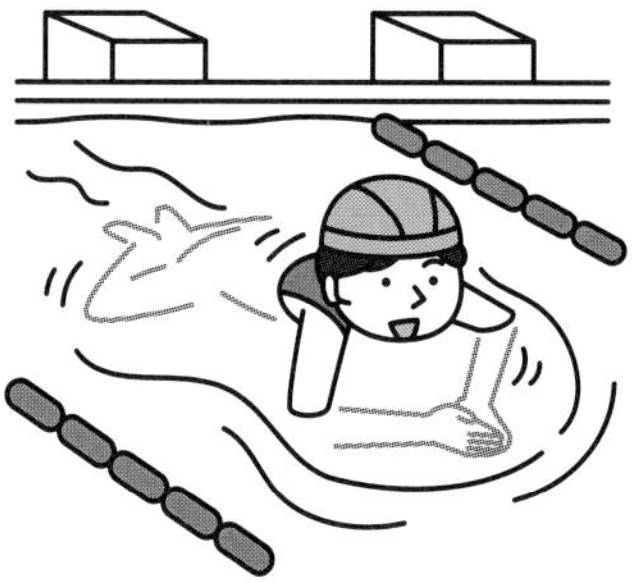

有酸素運動

ウォーキング、ジョギング、
水泳など
息をしながら行う

↓

血管を若返らせる

【有酸素運動の効果】

◉**善玉コレステロール**が増え、**悪玉コレステロール**が減る
◉中性脂肪を分解し、**肥満**を改善する
◉インスリンの作用を高め、**血糖値**が下がる
◉ブラジキニンの分泌で血管が開き、**血圧**が下がる
◉全身の**血液循環**がよくなる

週2回、1日20分のウォーキング

私がいつも患者さんにおすすめしているのは「1日20分、週2回のウォーキング」です。歩くだけなら特別なウエアやシューズも不要で、いつでも始められます。**ジョギングに比べて心臓への負担も軽く、膝の負担も少ないので、体にやさしい有酸素運動です。**

生活スタイルに合わせて無理なくできる時間帯に歩けばよいのですが、あえておすすめするなら早朝より夕方。朝起きて副交感神経から交感神経に切り替わるときは心筋梗塞などの血管事故が起こりやすいためです。逆に夕方は血圧も適度に上がっているので心臓に負担をかけません。

もちろん余裕があれば、もっと長く、回数を増やしても構いませんが、最初からハードルを上げると長続きしないので、無理なくできるところから始めましょう。**雨の日や体調不良、気分が乗らない日はお休みしてOK。**

20分歩かなければ、ノルマ達成のためにあと2000歩は歩かなければと、時計や万歩計を気にしすぎると、ストレスで血管も縮んでしまうので、鼻歌でも歌って楽しく歩きましょう。**普段より少し早足で、歩幅も大きめに、腕を大きく振ると効果的。**両手が自由に動かせるように、水筒やタオルなどの荷物はリュックに入れるといいですね。気楽に続けることが肝心です。

いつもより歩幅大きめ、**早足**で歩こう

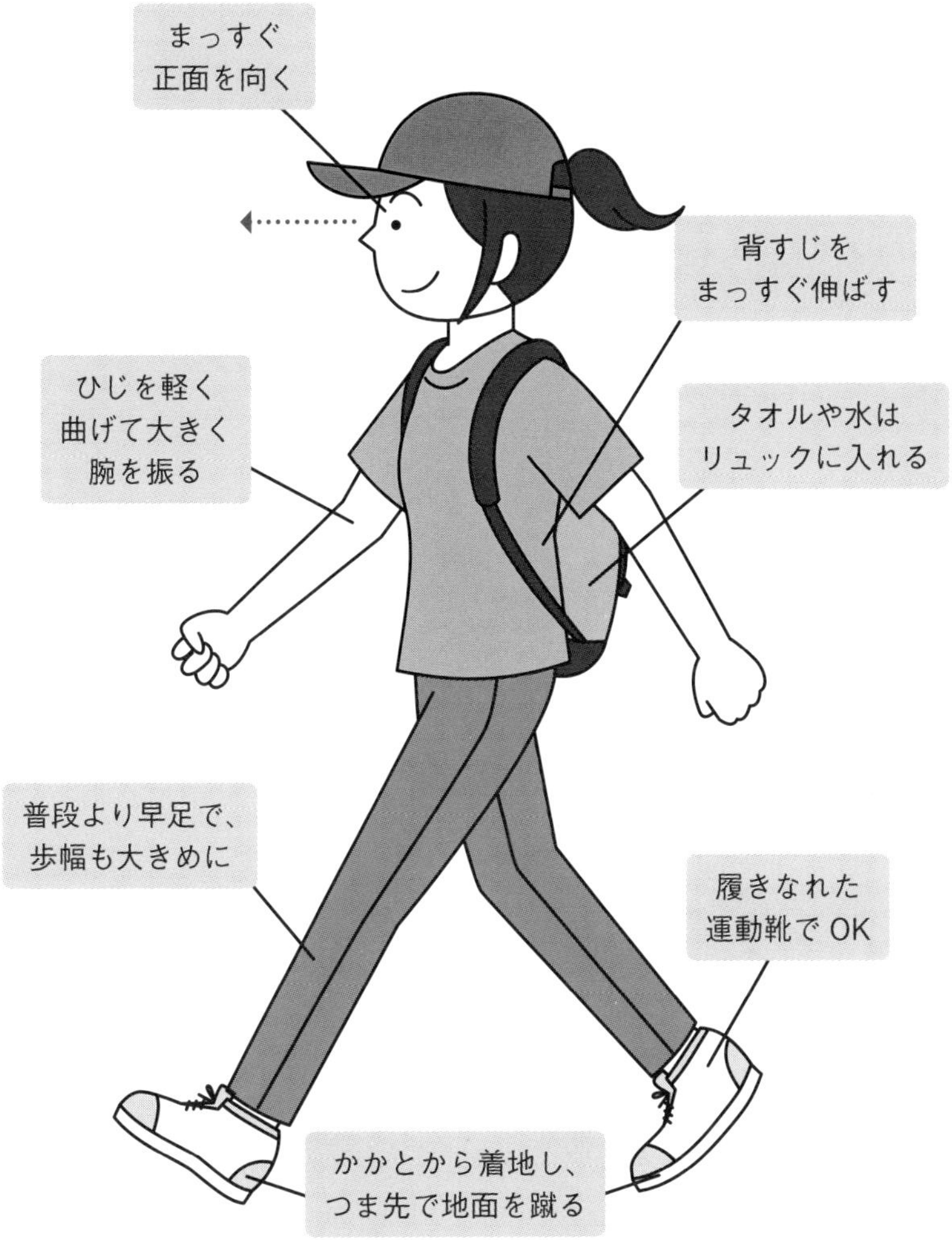
まっすぐ
正面を向く
背すじを
まっすぐ伸ばす
ひじを軽く
曲げて大きく
腕を振る
タオルや水は
リュックに入れる
普段より早足で、
歩幅も大きめに
履きなれた
運動靴でOK
かかとから着地し、
つま先で地面を蹴る

第二の心臓、ふくらはぎを動かそう

心臓はポンプのように全身に血液を送り出していますが、血液を吸い上げる機能はありません。心臓から一番遠い足はどうしても血液の流れが悪くなります。**その足の血液を重力に逆らって心臓まで戻すポンプの役目を果たしているのが「第二の心臓」といわれるふくらはぎの筋肉です。**

運動をしてふくらはぎの筋肉が収縮すると、周囲の血管が圧迫されて、静脈血が上に押し出されていきます。これを繰り返すことで血液を心臓へと戻していきます。**この動きを「ミルキングアクション」といいます。**牛の乳房をしごいて乳を搾る動きと似ていることから名づけられました。足の静脈にはハの字の形の弁があり、血液が足から心臓の方へ、つまり下から上に流れると、この弁がふたをして血液の逆流を防ぎます。

ミルキングアクションで足から心臓へ戻る血液の流れがスムーズになると、全身の血液循環もよくなり、血圧も下がります。**逆にふくらはぎの筋肉を使わないと、血液を心臓に戻す力も弱くなり、血行不良や冷え、むくみの原因に。**

ふくらはぎの運動（ミルキングアクション）はウォーキングやジョギングなどでもできますが、一番簡単にどこでもできるのは「かかとの上げ下げ」です。この後いくつか紹介しますので、ぜひ今日からお試しください。

ミルキングアクションで血液を足から心臓へ

【ミルキングアクション（筋ポンプ作用）のしくみ】

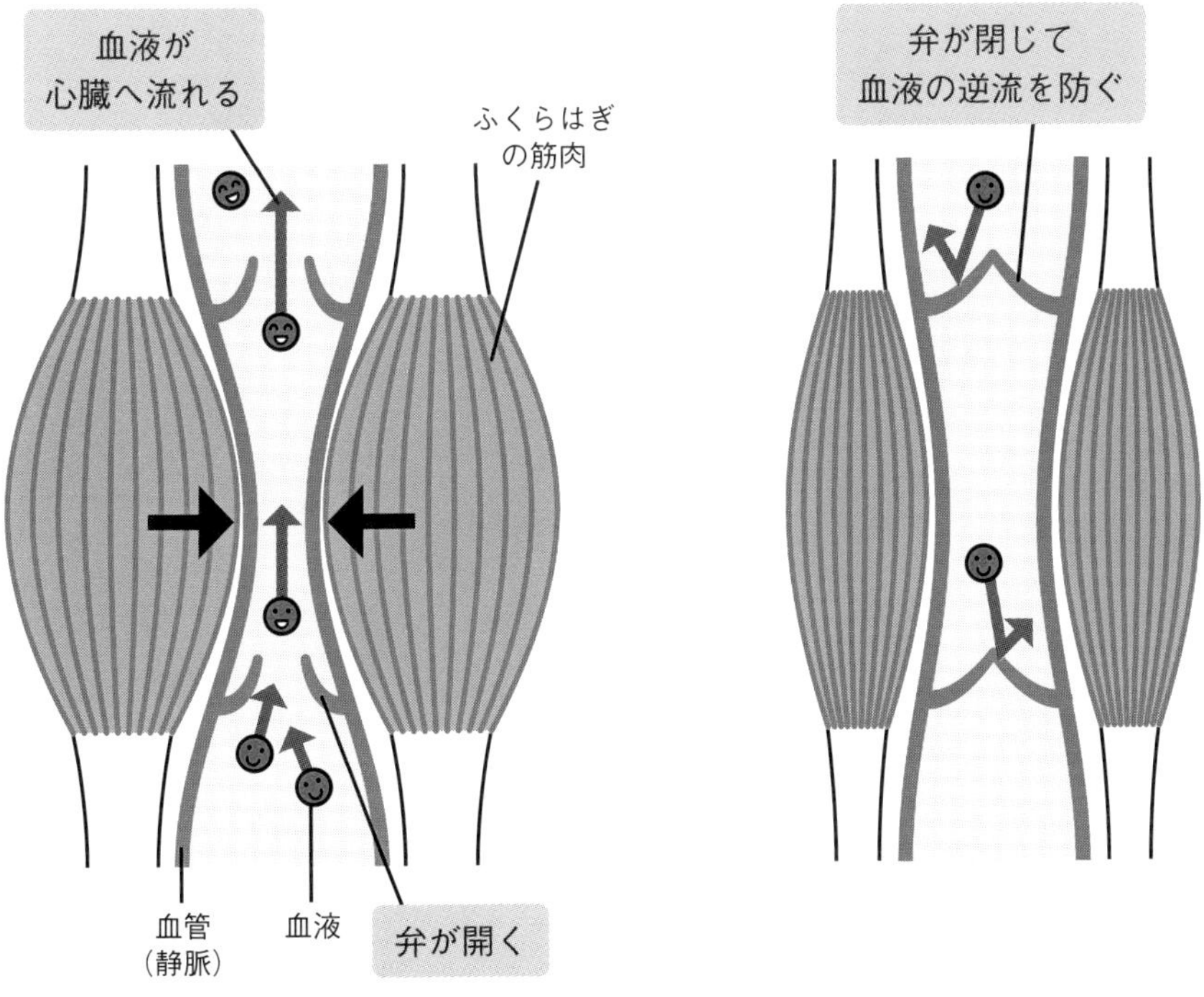

ふくらはぎの筋肉が収縮

血管が圧縮されて、足にたまった血液を心臓に向かってポンプのように押し出します。

ふくらはぎの筋肉が弛緩

ハの字の弁が閉じて、心臓に向かって下から上に流れた血液が逆流するのを防ぎます。

ふくらはぎを刺激して血行促進！

いつでもどこでも「ミルキングアクション」

ふくらはぎの筋ポンプ作用で下半身の静脈血が心臓に戻るのを助ける「ミルキングアクション」は血管の若返りに効果大。特別な運動は不要、家事や通勤の途中に、かかとを上げ下げしたり、歩くだけでOK！ いつでもどこでもミルキングアクションで全身の血行をよくしましょう！

基本はかかとの上げ下げ

足を軽く開いて、両足のかかとを同時に上げ下げします。1セット10回を1日2回行いましょう。もちろん回数を増やしてもOKです。

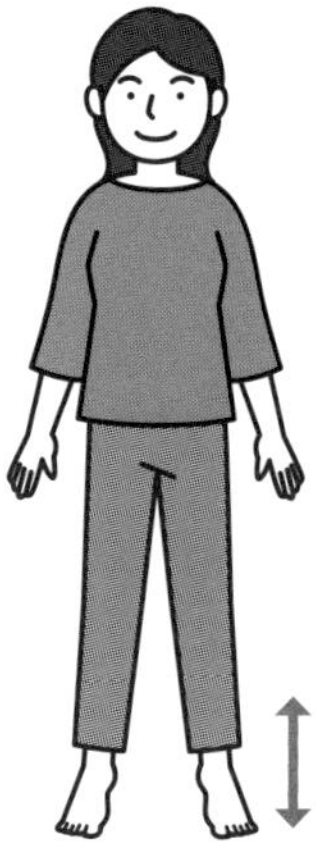

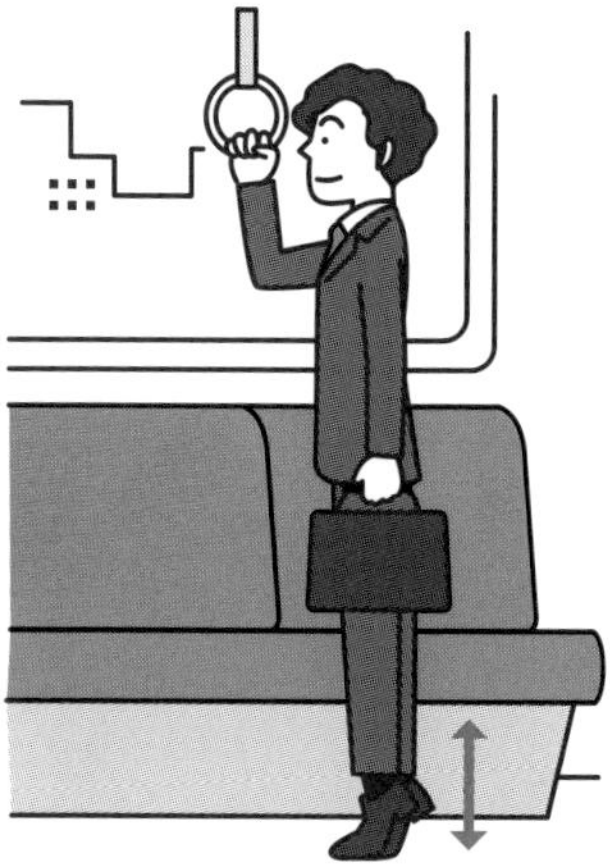

電車の中で、かかとの上げ下げ

日常生活のちょっとした合間にミルキングアクションを！ 通勤電車の中でも、つり革につかまって、かかとを上げ下げしてみましょう。

料理しながらかかと＋肩の上げ下げ

お鍋が煮えるちょっとした合間にもミルキングアクション。たった10回なら1分もかかりません。かかとと同時に肩を上げ下げするとより効果的です。

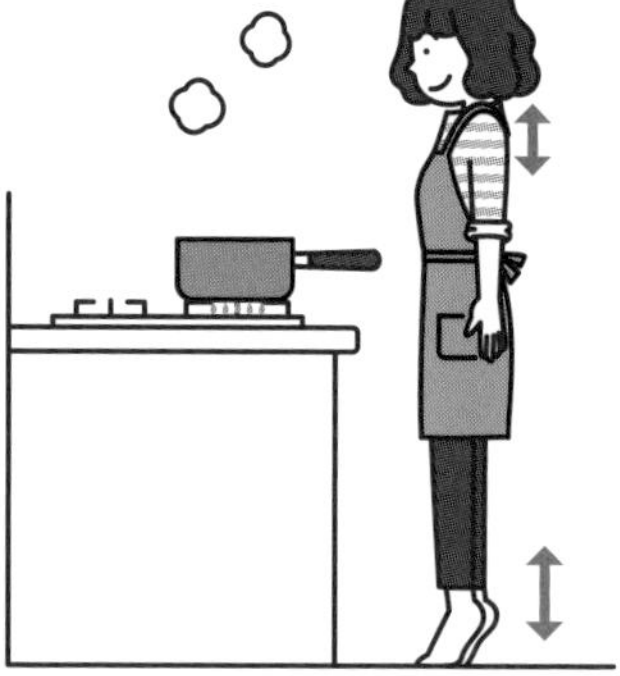

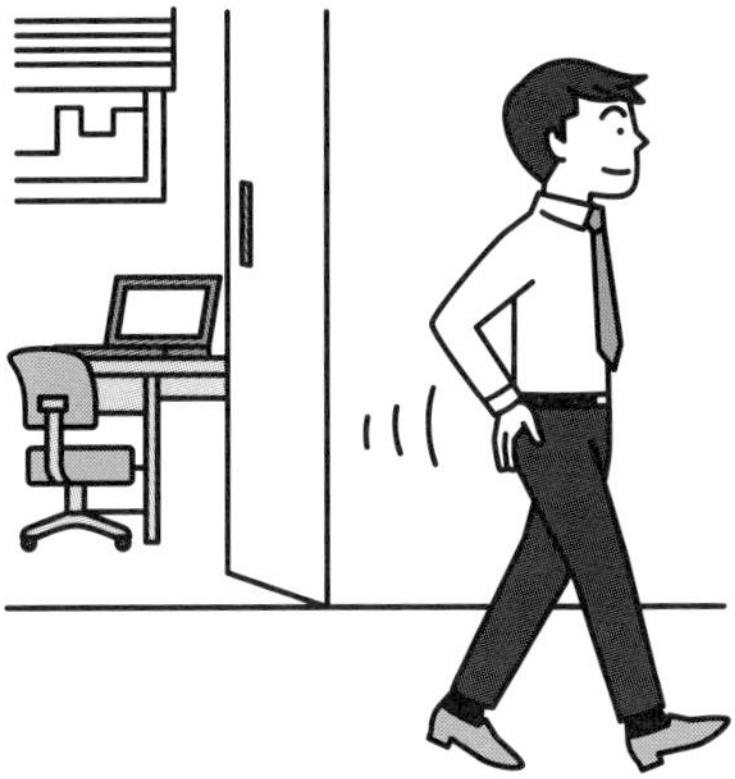

仕事の休憩中に歩く

ミルキングアクションの基本は歩くこと。特に長時間同じ姿勢で仕事をしている人は血栓ができやすいので、時々休憩をとってオフィス内や近所を歩き回りましょう。

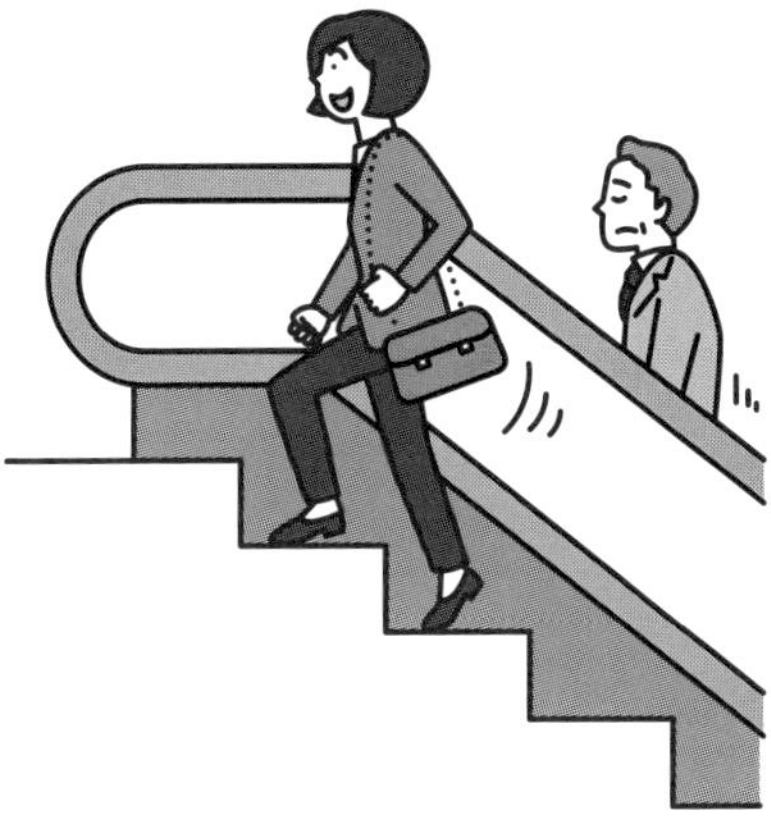

エレベーターを使わず階段を上がる

階段の上り下りは効果的なミルキングアクション。駅や会社ではなるべくエレベーターやエスカレーターを使わず、階段を上がってみましょう。毎回だとプレッシャーになるので、まずは1日1回から。

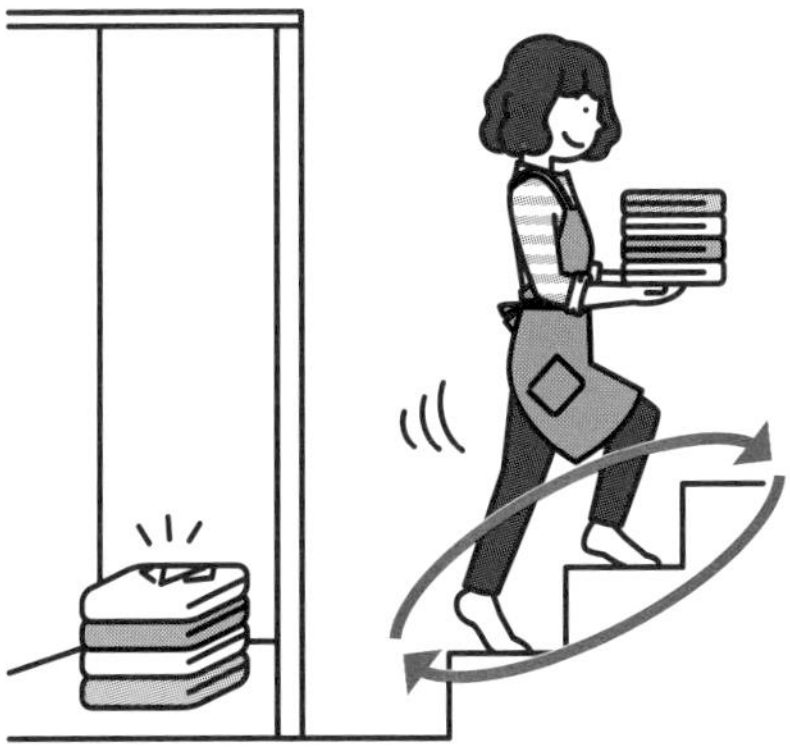

洗濯ものを数回に分けて運ぶ

1階から2階に洗濯物を運ぶときにも、いっぺんに運ばずに数回に分けるなど、日常生活の中で、少しずつ運動量を増やしていきましょう。

ミルキングアクション中級編

つま先歩き

ふくらはぎの運動を強化する方法に「つま先歩き」があります。長年この研究をしてこられた吉松俊一先生と吉松俊紀先生によると、つま先歩きをすると下半身に体重の4倍の負荷がかかり、ふくらはぎのミルキングアクション効果が増して、全身の血液循環がよくなるそうです。同時にアキレス腱も鍛えられます。

つま先で歩く

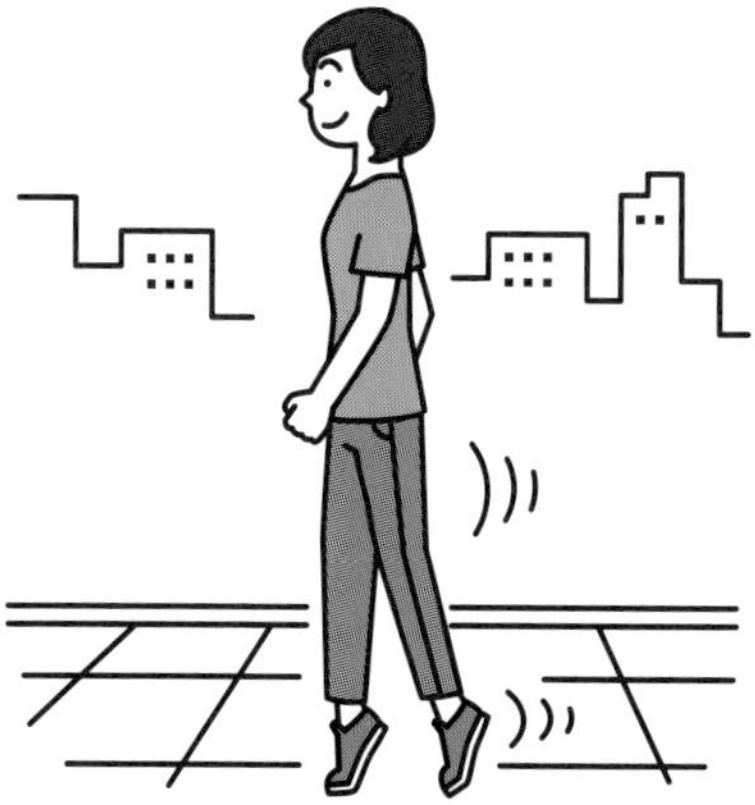

通常の歩行の途中でかかとを上げて、つま先歩きをしてみましょう。無理をしないように最初は10歩くらいからスタートし、慣れてきたら徐々に増やして。

つま先で階段を上がる

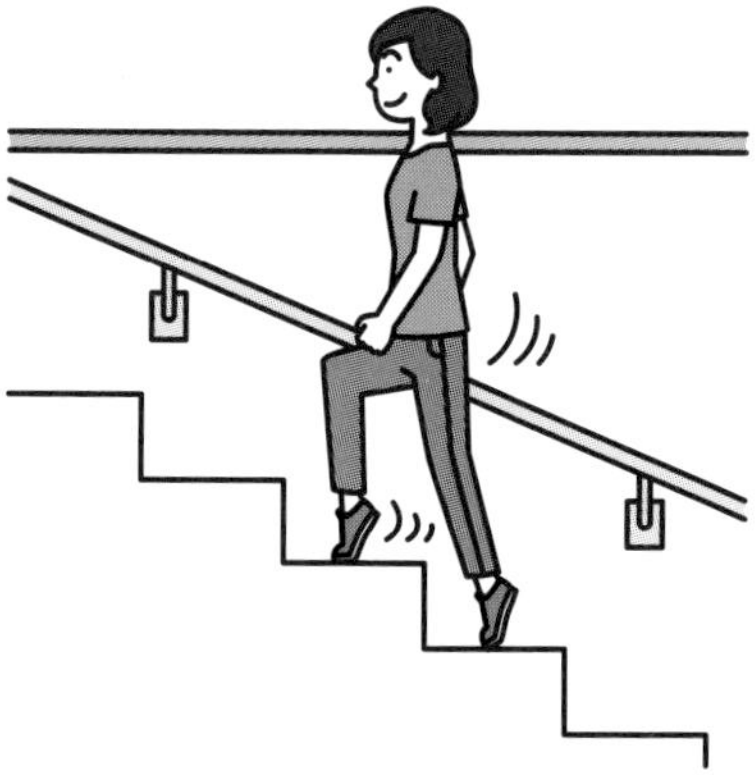

自信のある人は階段でつま先歩きチャレンジ。さらにふくらはぎへの負荷がかかり、全身の血行を促進します。足を踏み外さないようにくれぐれもご注意を。

足裏を刺激して血管若返り

血液循環体操

二村ヤソ子さんが考案された血管循環体操は全身の血行をよくして、血管を若返らせます。座った状態で足の裏を床にトントンするだけなので、とても簡単。手軽にできるので、私もちょっとしたすき間時間にトントンしています。

①右の足裏で床をトントン

慣れてきたら右手も同時に上下に動かします。

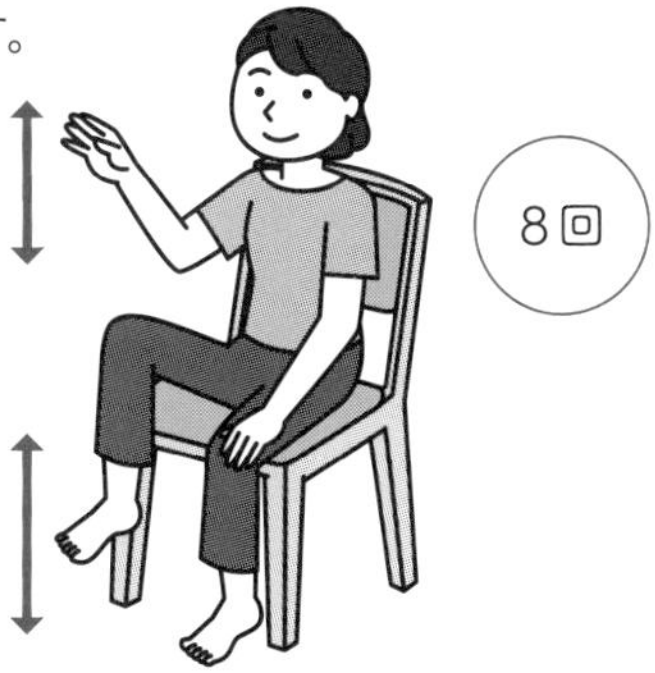

②左の足裏で床をトントン

できれば左手も同時に上下に動かします。

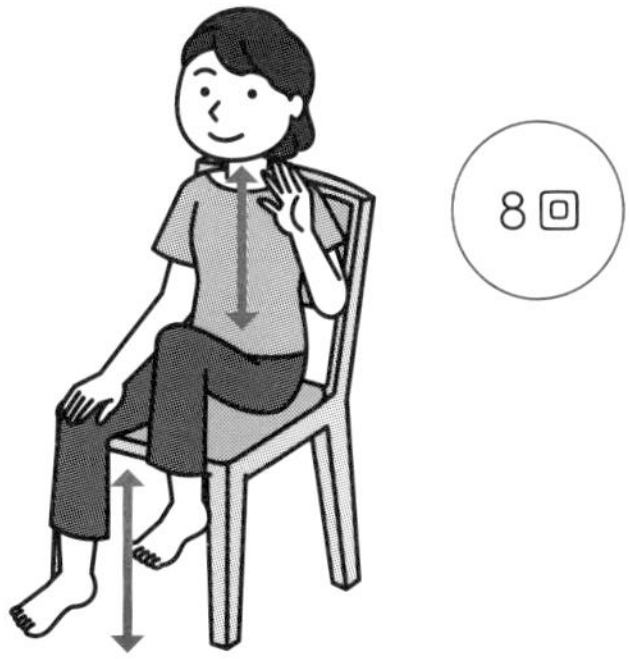

③右足と左足を交互にトントン

慣れてきたら手も交互に上下させます。

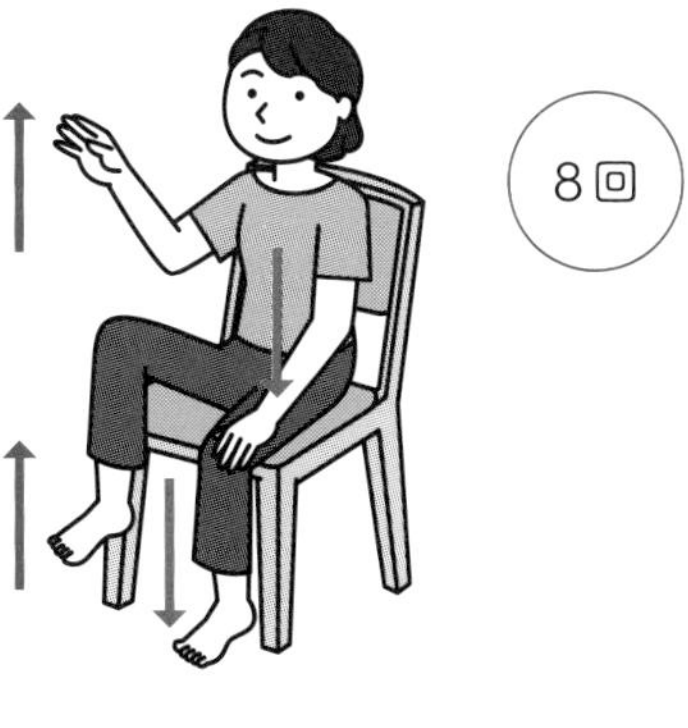

④右足・左足交互に小刻みにトントン

③の動きをもっと早く小刻みにします。

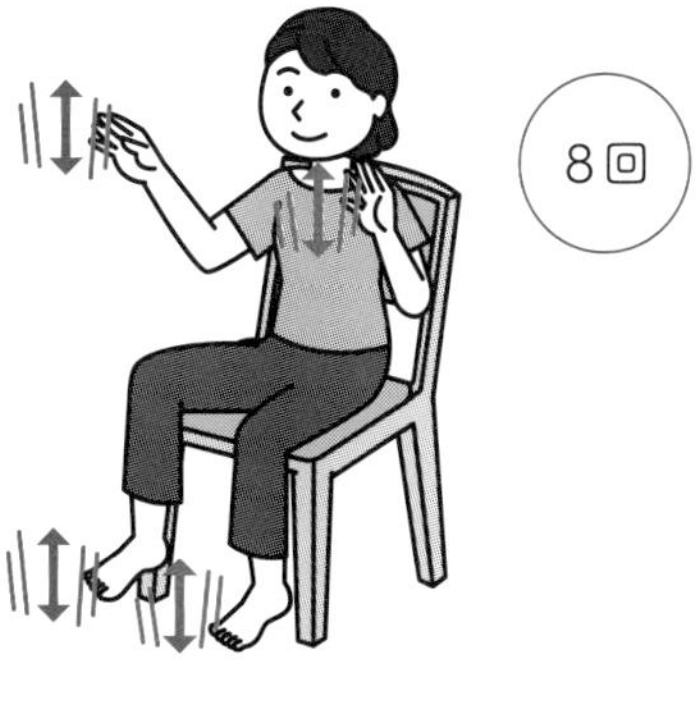

突然死を招くエコノミークラス症候群

ミルキングアクションはふくらはぎの筋ポンプ作用で下半身の静脈血が心臓に戻るのを助ける働き。このアクションを起こさずに長時間同じ姿勢で座ったまま、水分もとらないと、下半身の静脈に血液が溜まって、血の塊(血栓)ができやすくなります。

よく知られている**「エコノミークラス症候群」**も飛行機に長時間座ったままでいることで、**膝や足の付け根に血液が停滞し、血栓ができて起こるもの。**座席から急に立ち上がると、血流によって血栓が足から心臓、肺へと流れていき、肺動脈に血栓が詰まってしまいます。すると、胸の痛み、呼吸困難、足の腫れやむくみなどの症状が出て、肺梗塞を起こします。**重い場合は突然死の原因ともなる怖い病気です。特に高齢者や妊産婦、肥満の人、糖尿病や高血圧などの持病がある人は要注意。**

これを予防するには、まず、こまめに水分をとること。なるべくアルコールは控えた方がいいでしょう。機内ではゆったりした服装で、ベルトをきつく締めすぎないように注意。そして時々深呼吸したり、軽いストレッチや運動で体を動かすことが大切です。次頁に機内でもできる足の運動をいくつか紹介したので、参考にしてください。

足の運動でエコノミークラス症候群を予防

①つま先を引き上げる

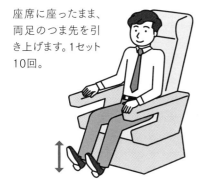

座席に座ったまま、両足のつま先を引き上げます。1セット10回。

②かかと＋肩の上げ下げ

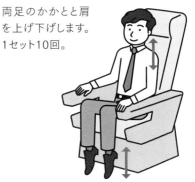

両足のかかとと肩を上げ下げします。1セット10回。

③足首回し

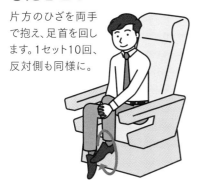

片方のひざを両手で抱え、足首を回します。1セット10回、反対側も同様に。

④ふくらはぎをもむ

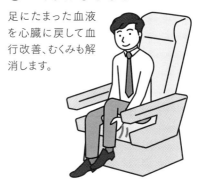

足にたまった血液を心臓に戻して血行改善、むくみも解消します。

※①〜④を気づいたときに行います。

【予防のために心がけること】

◉こまめに**水分補給**　◉**アルコール**は控える

◉服装はゆったり、**ベルト**を締めすぎない

◉**深呼吸**をする　◉時々機内を**歩く**　◉**足の運動**をする

毎日の習慣にしよう!

血管若返りストレッチ

血管の若返りに欠かせない有酸素運動。中でもストレッチには、筋肉をほぐして血管を広げ、全身の血行を促進、疲労回復するなど、さまざまな効果があります。室内で手軽にできるので、毎日数分のストレッチを日常生活に取り入れましょう。

心も体もスッキリ目覚める

1 朝のストレッチ

自律神経のバランスを整え、1日のスイッチをしっかり切り替える朝のストレッチ。ゆっくり呼吸しながら体を伸ばすことで血流を促し、体を温め、内臓機能を活性化します。

①

仰向けに寝て、かかとをゆっくり蹴り出します。10秒キープ。

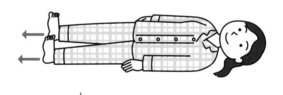

↓

②

手の指を組んで、腕を頭上に上げ、大きく伸びをします。10秒キープ。

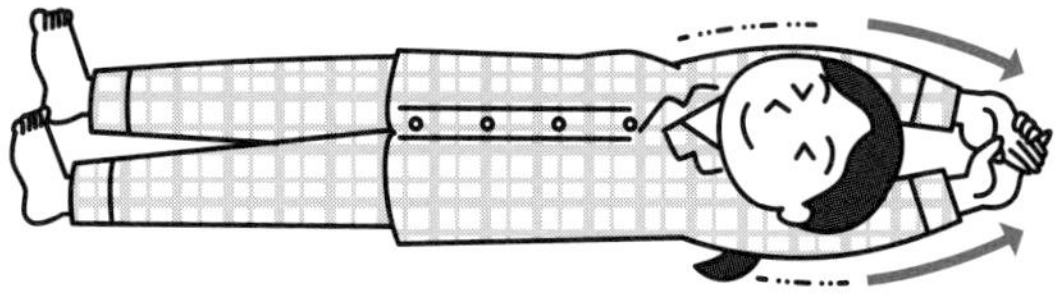

↓

③

両膝を曲げて腕で抱え、胸の方に引き寄せます。10秒キープ。

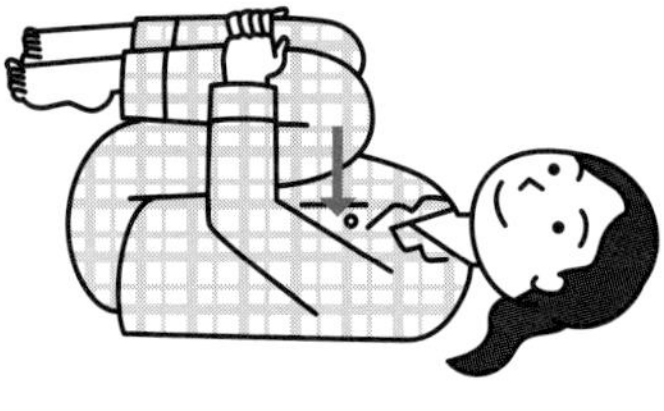

①〜③の動作を自分が気持ちよく感じるまで繰り返します(以下同様)

疲労を回復してリラックス

2 夜のストレッチ

筋肉にたまった疲労物質の乳酸を除去し、筋肉や血管を和らげて心身をリラックスさせてくれる夜のストレッチ。副交感神経が活性化することで、質の良い眠りをもたらします。

ねじりのポーズ

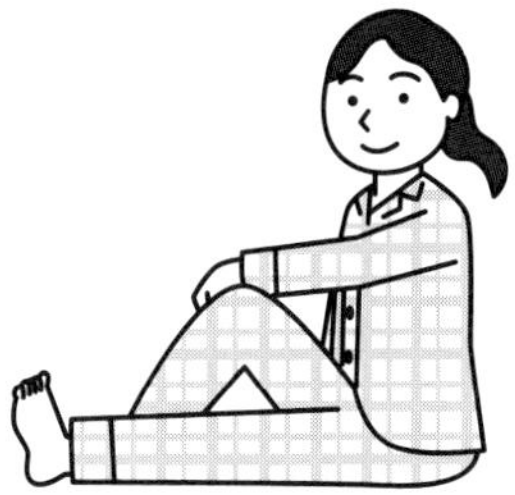

足を伸ばして座り、右ひざを立てます。左手を右ひざの外側にあてます。

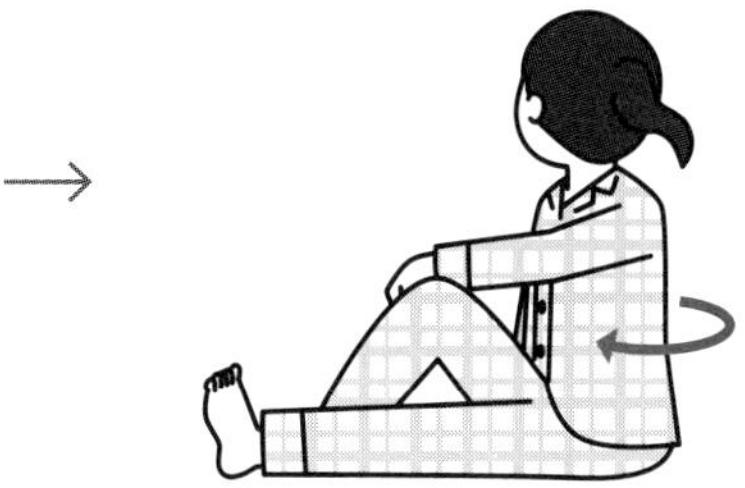

右手は尾てい骨の後ろに置き、上体を右にねじります。ゆっくり息を吐きながら、少しずつねじりを深め、10秒キープ。反対側も同様に行います。

足上げ体操

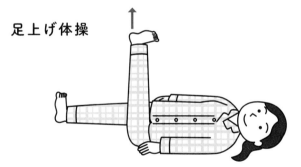

仰向けに寝て、天井を蹴るようにして右足を上げます。左足も同様に交互に行い、自分が気持ちよく感じるまで繰り返します。

【ストレッチの注意点】

- 息を止めずに、ゆっくり呼吸をしながら
- 動作の前に息を吸い、ゆっくり吐きながら筋肉を伸ばす
- 痛みを感じる一歩手前の気持ちいいところで止める
- 反動をつけずにゆっくり行う　・食事の直後は避ける

PC作業でガチガチの肩をほぐす

3 オフィスでストレッチ

長時間同じ姿勢でパソコンに向かっていると、血行不良による肩こりや巻き肩の原因に。ストレッチで肩や肩甲骨の筋肉をほぐしてあげましょう。P16-17で紹介したポーズの座ったバージョンです。

座位のいばったポーズ

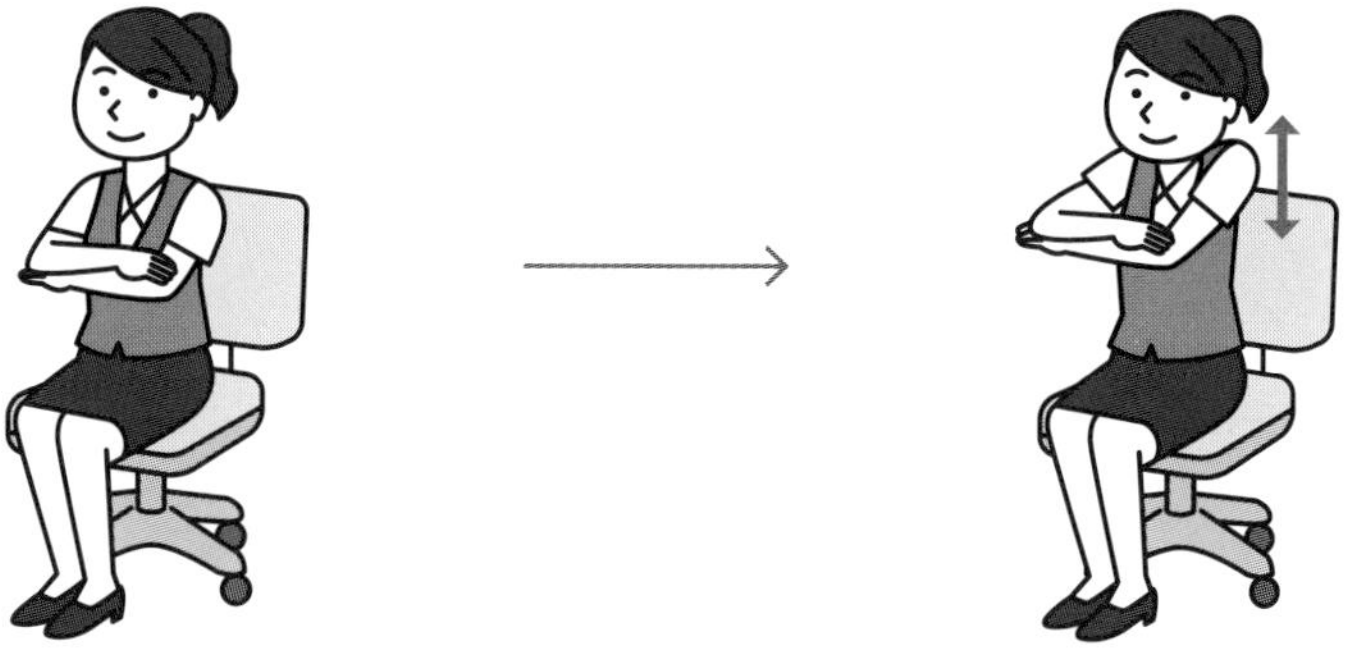

背すじを伸ばして座り、両肘を曲げて胸の前で組みます。

両肩を持ち上げ、肩の力を抜いてストンと落とします。10回繰り返します。

座位のこまったポーズ

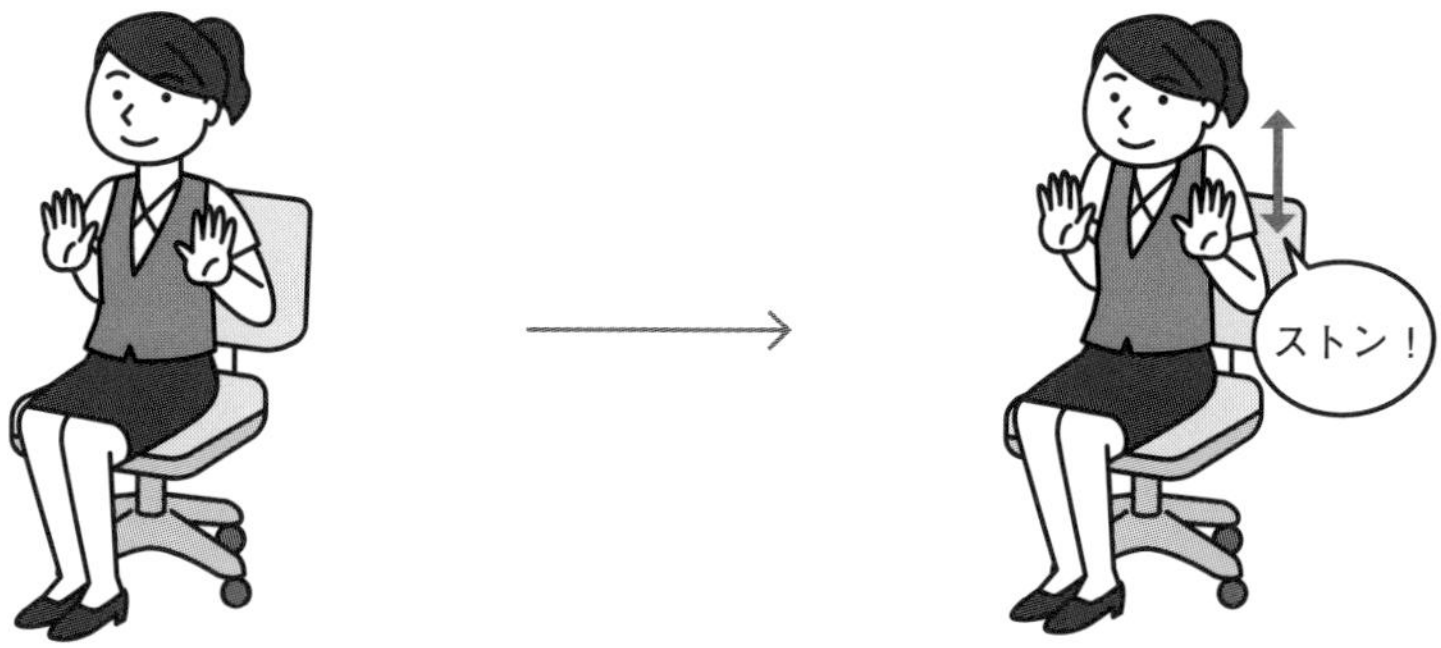

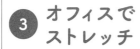

両手のひらを正面に向けて胸の前に置きます。胸を開き、肩甲骨を寄せます。

両肩を持ち上げ、肩の力を抜いてストンと落とします。10回繰り返します。

テレビのCMタイムを有効活用

4 すき間ストレッチ

1回2〜3分のストレッチでも、積み重なれば血管の若返りにつながります。テレビのCM中は絶好のストレッチタイム。ちょっとしたすき間時間に体を動かす習慣をつけましょう。

足首回し

足を伸ばして座り、右足首を左足の上に乗せます。左手で右足つかみ、外側と内側に10回ずつ回します。反対側も同様に。

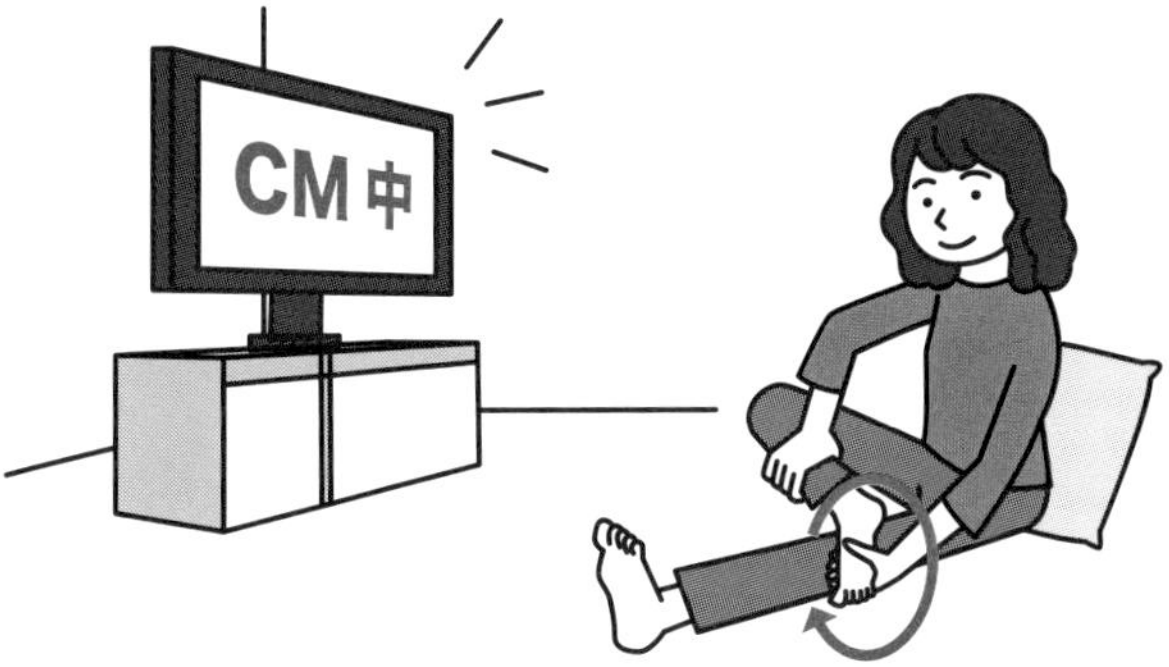

手足グーパー体操

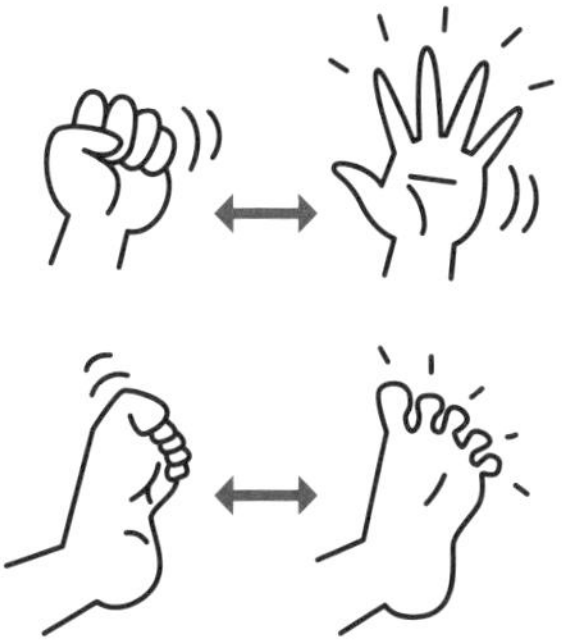

両手でグー、パーと10回繰り返します。同様に両足の指もグー、パーと10回繰り返します。座っても、寝た姿勢でもOKなので、いつでもどこでもできます。

手足ぶらぶら体操

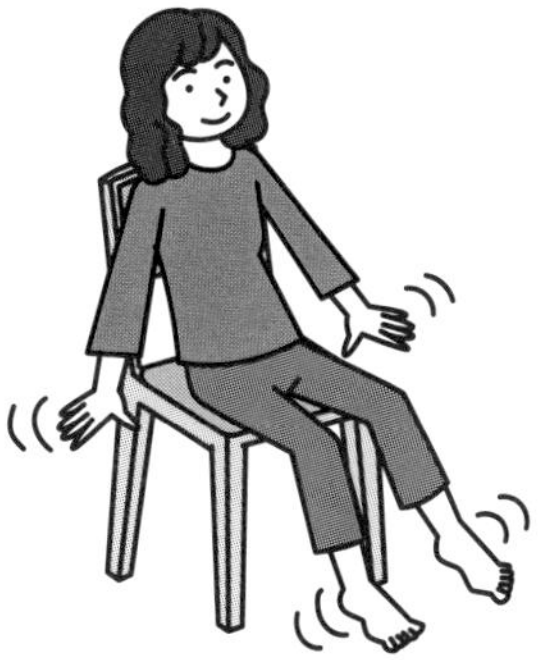

椅子に座って手足の力を抜き、両手と両足をぶらぶらと振ります。この動きは全身の血行を促進し、血圧も下げるので、気づいたときにやりましょう。

高沢謙二（たかざわ・けんじ）

信濃坂クリニック 院長　東京医科大学 名誉教授。

1952年、埼玉県生まれ。浦和高校、東京医科大学卒業後、同大学院および第二内科入局。自治医科大学循環器内科へ研修出張後、東京医科大学第二内科へ帰局。東京医科大学循環器内科教授、八王子医療センター病院長、健診予防医学センター長、東京薬科大学客員教授、北京大学客員教授などを歴任。医学博士。専門分野は内科、高血圧、循環器、脈波。「血管年齢」の考案者でもある。

著書に「血管革命」「あなたの「血管年齢」は若返る」（いずれも講談社）、「ぐうたらでも血圧がグングン下がる50の方法」（主婦の友社）など。「世界一受けたい授業」（日本テレビ）、「ためしてガッテン」（NHK）などテレビ番組にも多数出演。

図解 最新医学でわかった
突然死にならない方法
血管の病気がいちばん怖い

2021年9月18日　初版第1刷発行

著　者　高沢謙二
発行者　澤井聖一
発行所　株式会社エクスナレッジ
〒106-0032 東京都港区六本木7-2-26
https://www.xknowledge.co.jp/

問合先　編集　TEL.03-3403-6796
FAX.03-3403-0582
info@xknowledge.co.jp
販売　TEL.03-3403-1321
FAX.03-3403-1829